ガイドブック

菊《きく》池《ち》恵《けい》楓《ふう》園《えん》

菊池恵楓園の将来を考える会
［著］
国立療養所菊池恵楓園入所者自治会
［監修］

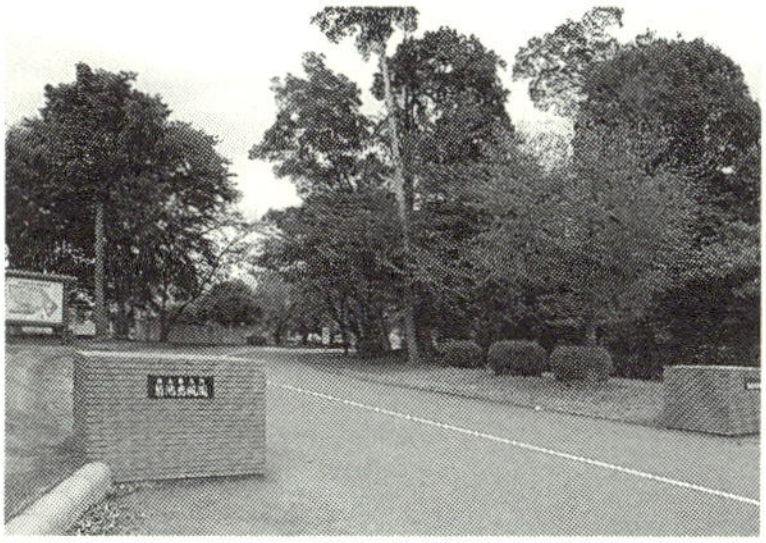

花伝社

目次

第Ⅱ部　菊池恵楓園が経験した事件

まえがき

この小冊子は、ハンセン病療養所菊池恵楓園（正式名称＝国立療養所菊池恵楓園）を見学される方々の便利のために発行されました。

二つの動機がありました。

ひとつは高齢化した入所者の負担を軽減するためです。隔離の法律が廃止となる時期から、特に入所者が国を相手に起こした訴訟に勝利したころから、国民の間に関心が高まり、施設の見学者が多くなりました。「見ていただくことは理解を得るためにも必要」と考えた入所者自治会では丁寧に施設を案内し、体験を語ってきました。

ところが最近では、見学者が年間数千人にのぼり、希望日時も季節も土日・祝日を関係なく殺到するようになり、自治会役員としては、気持ちはあっても体が追い付かない状態になりました。そこで「菊池恵楓園の将来を考える会」では施設見学のご案内ができるガイドを養成し、その方々に案内の負担の一部を肩代わりしていただくことにしました。これがボランティア・ガイドの制度です。ガイドが見学者に説明をする便利として考えたのがこの冊子です。

もう一つの動機は、現在の療養所を表面から見ただけでは、この療養所が一〇〇年にわたってたどってきた悲惨で重い人権侵害の実態を知っていただくことは不可能だからです。今では、きれいに整備された数々の公園や林に囲まれた自然豊かな環境で、狭いなりに使用できる家屋が建ち並び、医療や介護に恵まれて生活しています。これだけ見れば「何か問題があるのだろうか」という疑問を持たれる方さえおられます。しかし、一皮めくれば、涙なしには聞けない話、憤怒を覚えずにはいられない経験、あまりにも理不尽な待遇等々おぞましさを感じざるを得ない実態が、施設の見学の中にも垣間見ることができます。

それらを正面から受け止めていただきたいのです。

さて、そうはいっても施設では、療養や介護を受けながら多くの人が住み、生活を送っています。もともと「見学するための施設」ではありません。当然、入所者のプライバシーも尊重されなければなりません。それをあえて理解を深めていただくために見学を受け入れています。そのことに留意して見学されることを希望します。

第Ⅰ部　ハンセン病療養所　菊池恵楓園

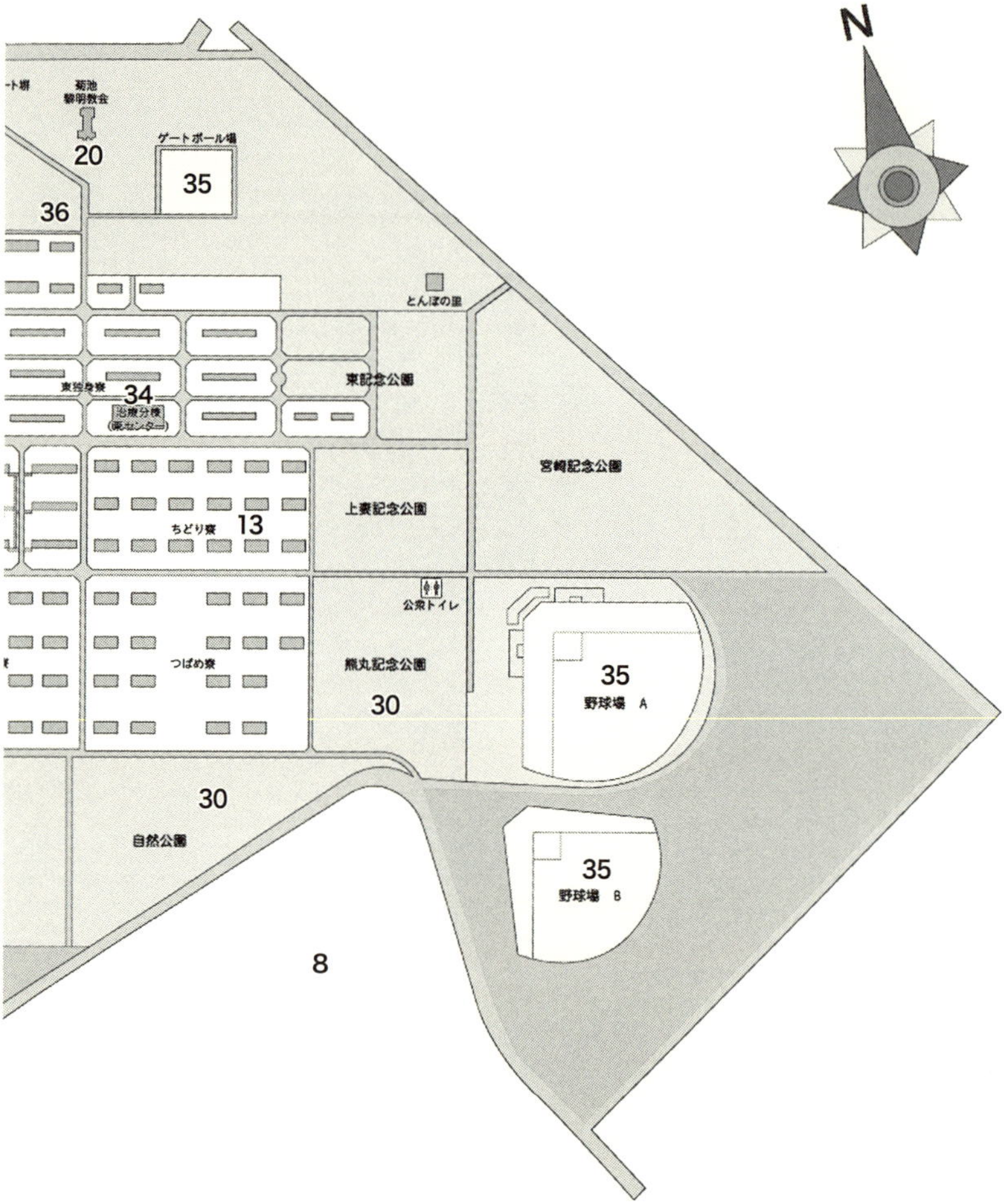

N
菊池
黎明教会
20
ゲートボール場
35
36
とんぼの里
東記念公園
東独身寮
34
治療分棟
（南センター）
宮崎記念公園
上妻記念公園
ちどり寮
13
公衆トイレ
つばめ寮
熊丸記念公園
30
35
野球場 A
30
自然公園
35
野球場 B
8

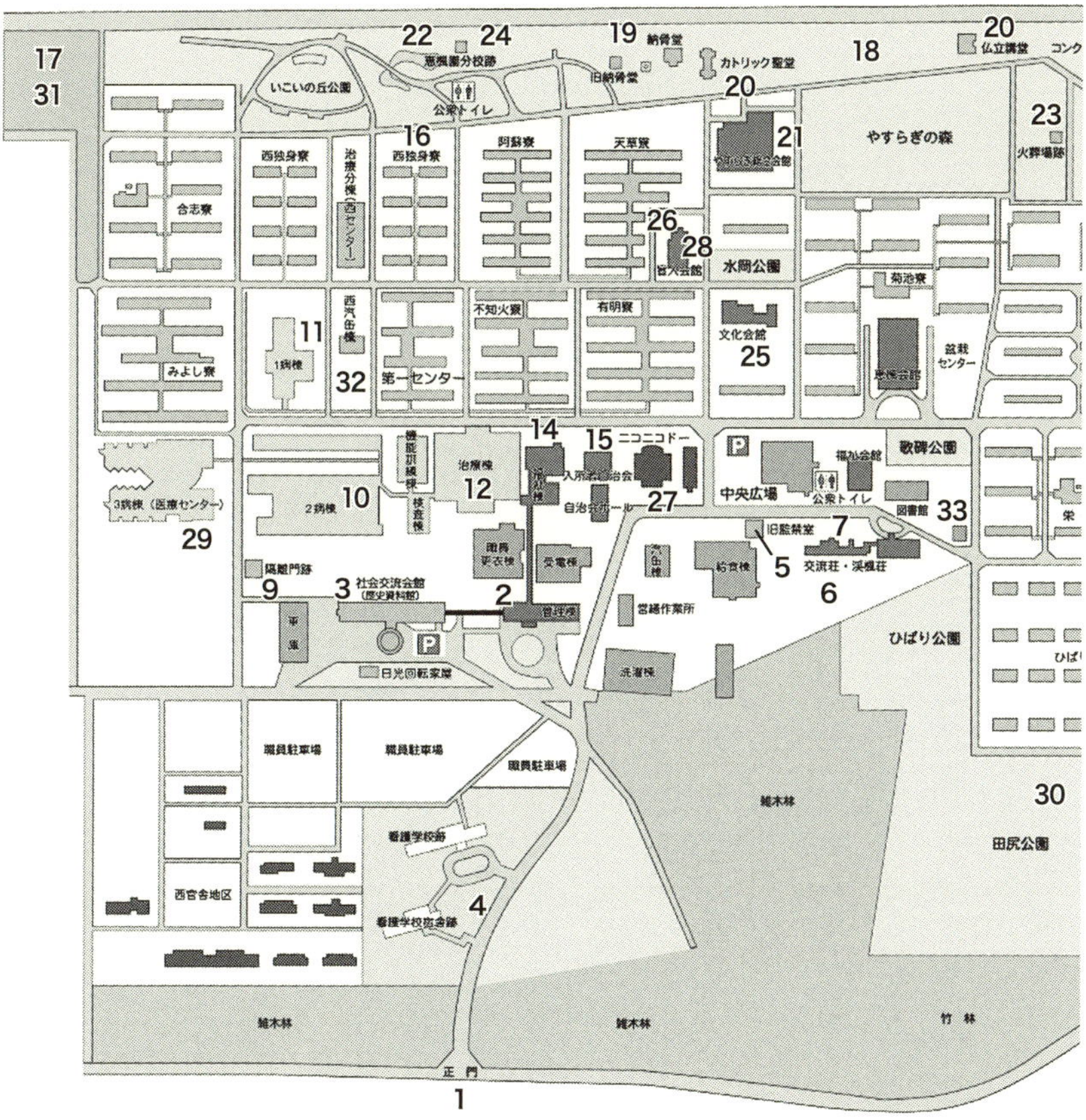
17
31
22
24
恵楓園分校跡
いこいの丘公園
公衆トイレ
19
納骨堂
旧納骨堂
カトリック聖堂
18
20
仏立講堂
16
合志寮
西独身寮
治療分棟（西センター）
西独身寮
阿蘇寮
天草寮
21
やすらぎの森
23
火葬場跡
26
28
水岡公園
菊池寮
みよし寮
11
1病棟
西汽缶棟
32
第一センター
不知火寮
有明寮
文化会館
25
盆栽センター
14
15
ニコニコドー
入所者自治会
自治会ホール
27
P
中央広場
公衆トイレ
福祉会館
歌碑公園
図書館
33
栄
機能訓練棟
治療棟
12
3病棟（医療センター）
29
2病棟
10
検査棟
受電棟
旧監禁室
7
5
給食棟
交流荘・渓楓荘
6
隔離門跡
9
3
社会交流会館
（歴史資料館）
2
管理棟
営繕作業所
ひばり公園
P
日光回転家屋
洗濯棟
職員駐車場
職員駐車場
職員駐車場
雑木林
30
田尻公園
看護学校跡
4
看護学校宿舎跡
西官舎地区
雑木林
雑木林
竹林
正門
1

1　菊池恵楓園正門

一九〇七（明治四〇）年、「癩（らい）予防ニ関スル件」という法律ができました。法的隔離の始まりでした。熊本ではすでに、黒髪に回春病院（一八九五＝明治二八年）、島崎に琵琶崎待労院（一八九八＝明治三一年）ができていました。法律に基づいて隔離する施設として、一九〇九（明治四二）年に、現在地（当時、合志村大字栄字杉山）に、九州各県連合立の療養所が発足しました。第五区九州癩療養所と呼ばれました。当初は沖縄県が外れていましたが一九一一（明治四四）年、前年に加わった沖縄を含め「九州療養所」と改称されました。初代所長は河村正之氏で収容定員は一五〇人でした。療養所の最初の大工事は患者地帯に逃走防止の壕を掘った事と言われます。国立の療養所「菊池恵楓園」となったのは一九四一（昭和一六）年のことです。この時期の入所者は一〇〇〇人を超えていました。その後、入所者数が最大になったのは一九五八（昭和三三）年でした。再び一〇〇〇人を割るのは一九九〇（平成二）年です。それからは減少の一方で現在（二〇〇九＝平成二一年）は約四〇〇人です。

「療養所」とは言いながら最初から患者の治療が目的ではなく、入れておくこと自体（隔離収容）が目的で、ここで死に絶えるのを待つ（絶滅政策）ことでした。そのことは基本的に法が廃止される一九九六（平成八）年まで変わりませんでした。社会的には現在もそのことが続いているといえるかもしれません。

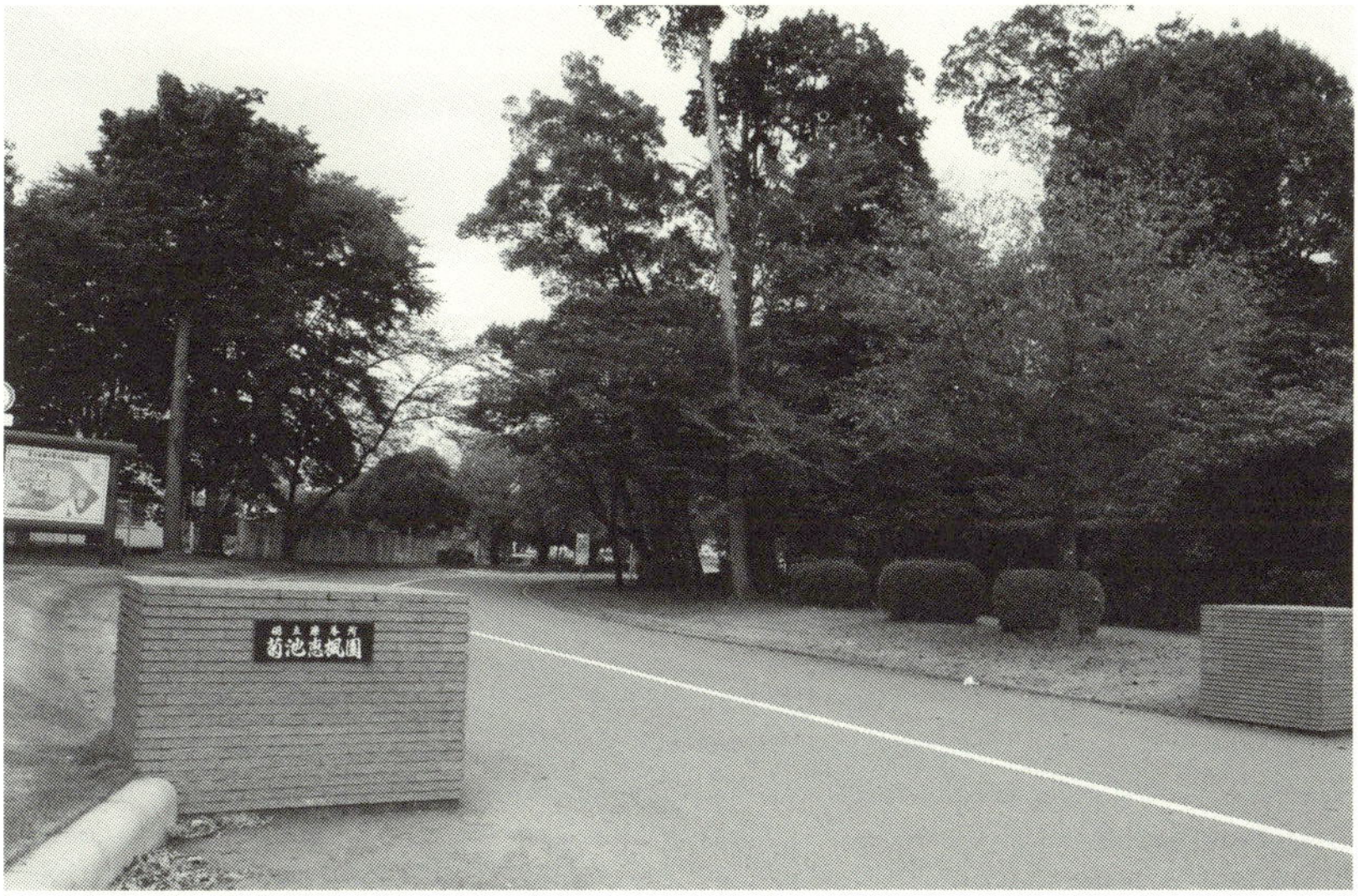

現在の正門

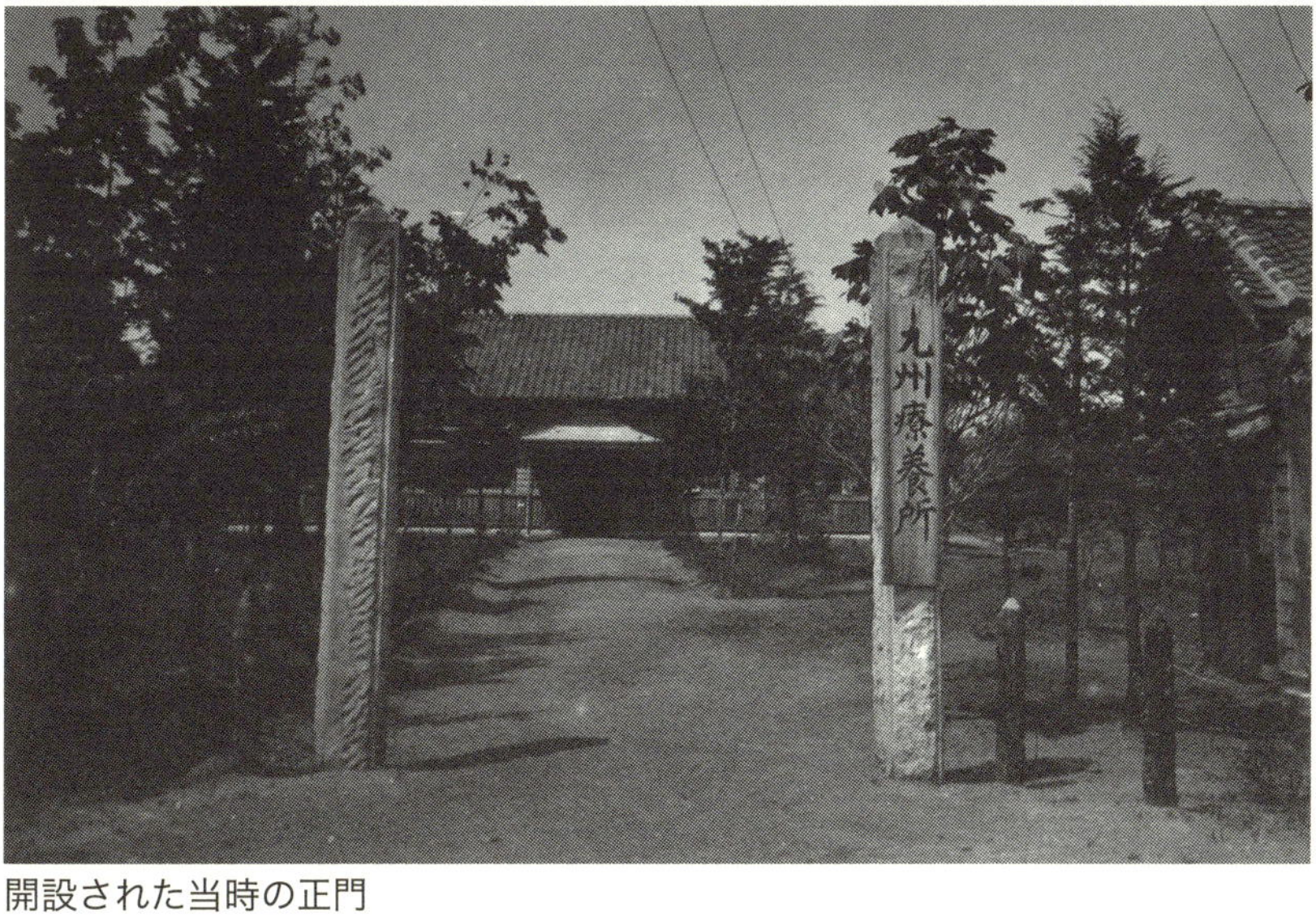

開設された当時の正門

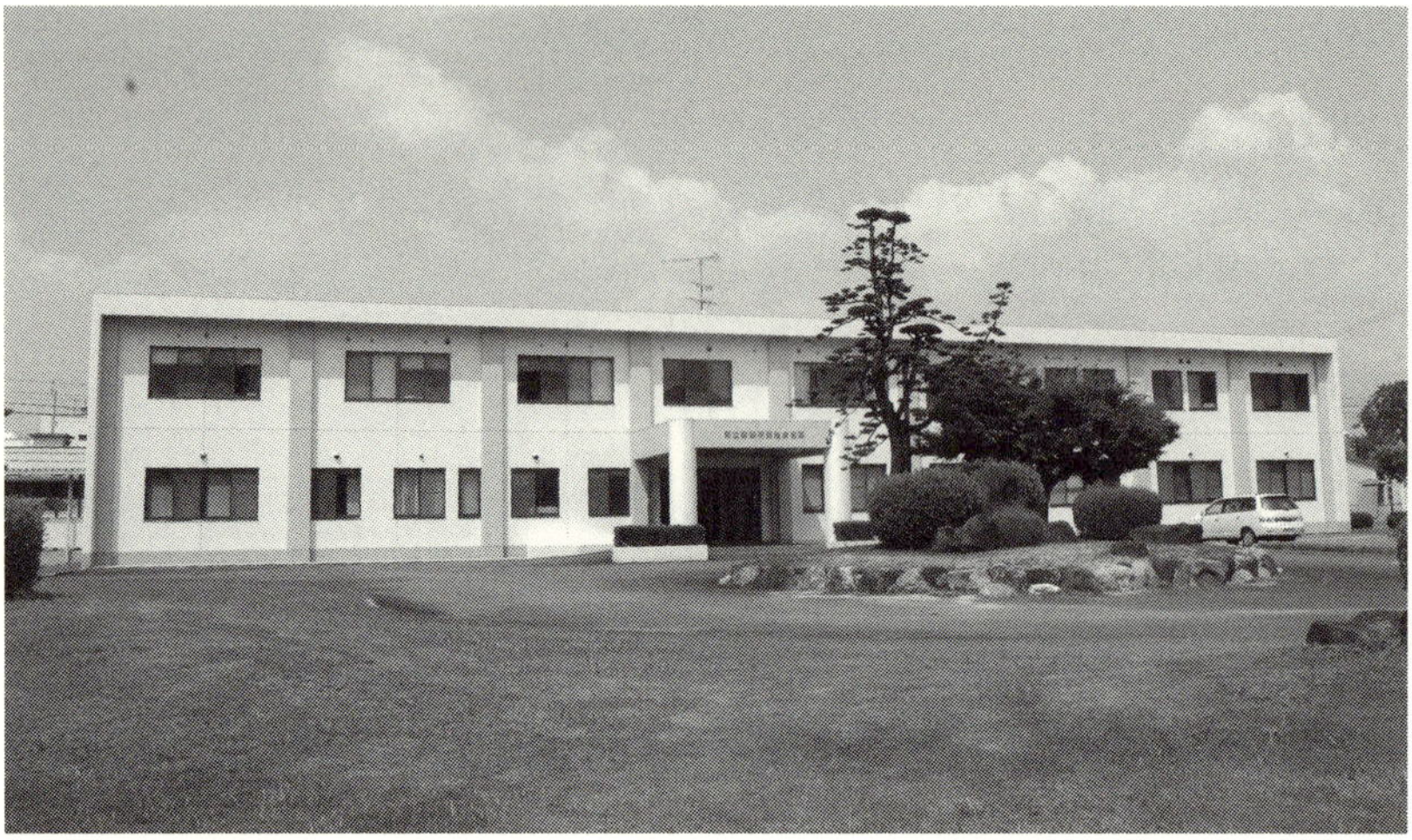

現在の事務本館

2 事務本館

一九〇七（明治四〇）年、法律第一一号が交布されハンセン病患者の隔離実施が始まり、同年内務省令第二〇号「県癩療養所設置区域」で、全国五地域に道府県立の癩療養所が設置されることとなり、一九〇九（明治四二）年、第五区九州癩療養所が設立されました。これが菊池恵楓園の前身です。

一九三一（昭和六）年の「癩（らい）予防法」の施行、その直前に始まった「無癩（らい）県運動」等でハンセン病患者の強制収容が強化され、収容人員も増加しました。戦後も、一九五三（昭和二八）年「らい予防法」の施行と「第二次無らい県運動」等で収容者が増加し、一時は一七〇〇人を超える入所者を数えました。これらの入所者や職員を統括するため、園長（施設長）をはじめとする本部機能が事務本館であり、現在の事務本館は一九九三（平成五）年五月に完成し、隣の旧本館から本部機能を移しました。

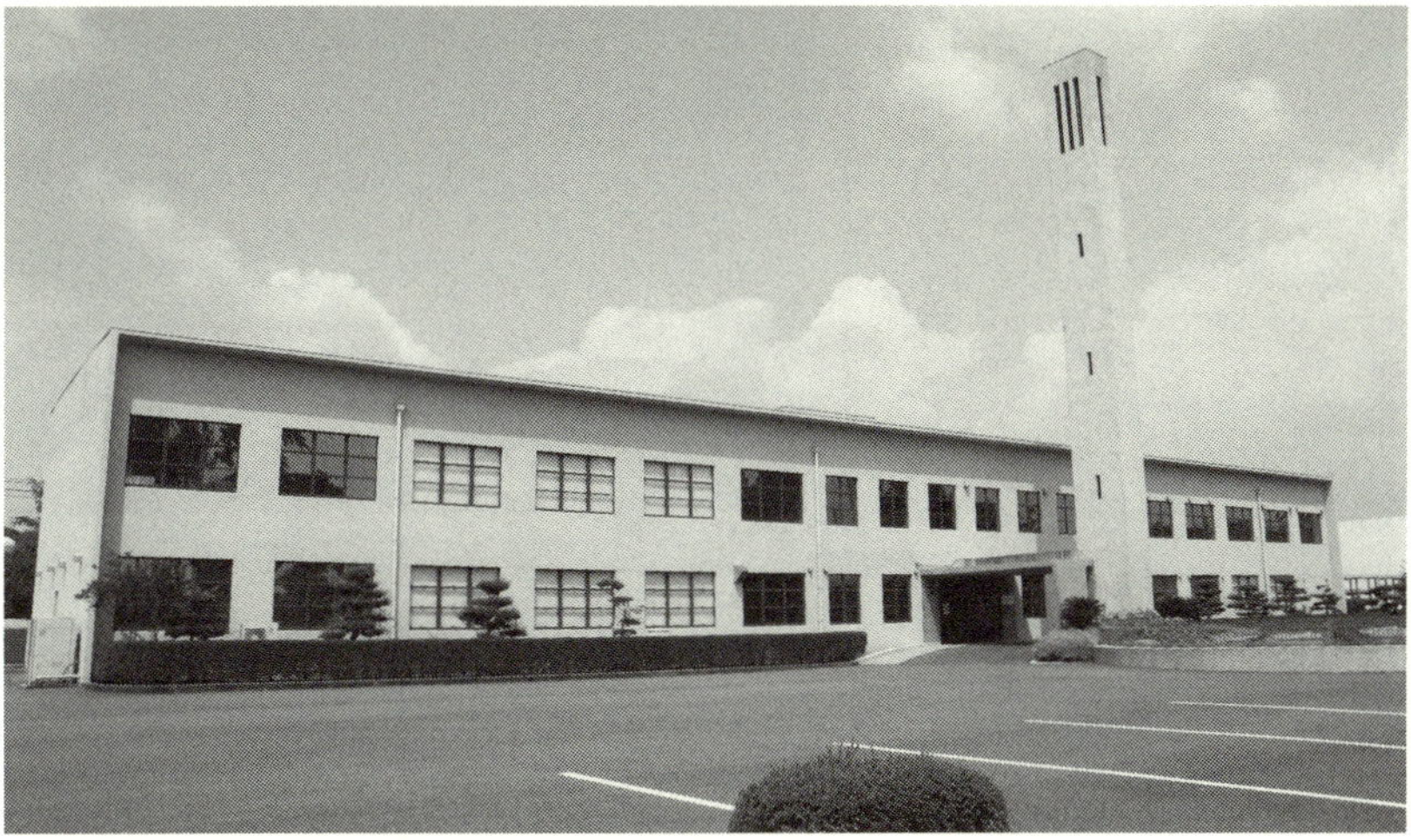
旧事務本館は社会交流会館と名を変えた

3　社会交流会館・歴史資料館(旧事務本館)

旧事務本館は、一九五一（昭和二六）年に落成し、恵楓園の中枢としてその高い塔が威容を誇っていました。一階が事務部門、二階は医局とらい研究所が併設されており、在園者に園名を付けさせ、また断種・堕胎をつかさどったのも、この旧事務本館でした。しかし、老朽化したため一九九三（平成五）年に新しい事務本館が新築されました。二〇〇六（平成一八）年一二月旧事務本館は改装され、「社会交流会館（歴史資料館）」に姿を変えました。現在は、恵楓園の歴史やハンセン病に関する資料が展示され、啓発や交流の場となっています。

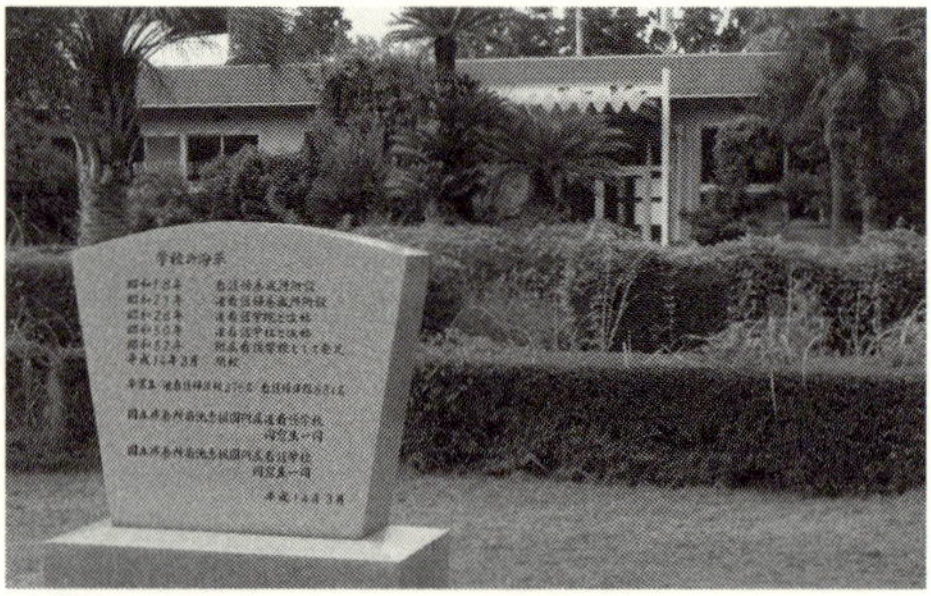
看護学校跡の記念碑と校舎玄関

4　旧看護学校跡

一九四三（昭和一八）年落成しました。しかし、五九年続いたその看護学校も二〇〇二(平成一四)年四月一日をもって閉校となりました。

入所者の話

菊池恵楓園付属看護学校は、看護婦養成所として一九四三（昭和一八）年に発足しました。准看護学院時代を経て、二〇〇二（平成一四）年閉校までの五九年間に、准看護師三七六名、看護師六八一名、総数一〇五七名を送り出しています。同校卒業生の現在の勤務者は、四七名です。

生命の尊厳と個人の尊重、豊かな人間性を基盤とした教育理念に基づき、こころの看護を学んだ卒業生は、当園のみならず全国各地で活躍しています。

閉校に際し、記念碑の建立と、記念樹として校章の楓にちなんで、ハウチワカエデを植樹しました。記念碑は、看護師の象徴であるナースキャップをイメージした形で、優しい心を意味した薄いピンク色です。校歌は、菊池恵楓園の医師であった吉永亨先生、上妻昭典先生に作詞、作曲していただいています。

5　監禁室跡

一九一六（大正五）年、法律第二一号、らい予防法・同施行規則が改正され、第四条二項において、ハンセン病療養所長には、裁判を行わずに患者を処罰できるという懲戒検束権が与えられ、各療養所に悪質患者を収容するという名目で、監房が設置されました。菊池恵楓園にも、一九一七（大正六）年に監禁室が設置されました。強制的に故郷から連れてこられた人の中には、療養所から逃走する人もありましたが、巡視に捕まった場合は、当然数日間の監禁室入りとされ、また、園内で園長や施設の職員の指示に従わない場合に、それがいかに理不尽なものであっても、やはり監禁室に入れられることになりました。

恵楓園の監禁室内部の木壁には、監禁室に入れられた収容者の苦痛・恨みをつづった「悲しい」という文字や、監禁された日々を指折り数える書き込みが残っていましたが、白いペンキで塗りつぶされてしまいました。しかし、今は目を凝らすと、「昭和五年　逃走犯スニヨリ監禁七日ヲ命ズ　アア思ヘバ長キ日ヨ　我ハ罪ナレド泣キテ晴レノ日ヲ待ツ」などの生々しい書き込みを読みとることができます。設置された当時は、レンガ壁が監禁室の周りを取り囲んでいましたが、一九五五（昭和三〇）年八月に、レンガ壁がとりはずされたため、現在は監禁室本体のみが残存している状況です。取り壊しも検討されましたが、入所者の半数以上が保存を希望したことにより、一九九九（平成一一）年に保存が決まりました。

経験者の話

監禁室は、一九一六（大正五）年法律第二一号、らい予防法・同施行規則改正（療養所長に懲戒検束権を付与）の翌年、一九一七（大正六）年に監禁室一四、七五坪が建設された。一九二七（昭和二）〜一九二九（昭和四）年、請願巡査派出所が設けられ、植木署より巡査一名が派遣される、という記載がテレビの「壁を越えて」にあり、現在ある監禁とは別に通称「外監禁」が当時の山の中にあったと伝え聞いているが、それは「留置所」ではなかったかと想像される、入園者には恐怖を感じる場所であったと聞いている。

一九二九（昭和四）年、自治会創立三周年記念として柿苗を八二本配布と記されているが、やがて柿木は大きくなり飯櫃を肩に担ぎ雨の日は傘をさす、その傘は柿の木にあたり邪魔になって枝を折った。それを見た者が通報して監禁室に入れられたという事件があった。すべての入園者には「柿の枝一本折っても監禁入り」と揶揄した。

一九四四（昭和一九）年、園を飛び出してふるさとに帰り働いたが、もっと後遺症が治ればと再入所したら一週間監禁室に入れられた、無断外出は一カ月が相場であった。

その後、再び終戦を前にふるさとに帰り役場で米穀通帳と衣料クーポン券を申し込みに行き米穀通帳も衣料点数券も入手できたことは異例であったが、食糧難のために園も行政も機能不全に陥っていたのであろう、一九五〇（昭和二五）年に再入所したが監禁室に入らずに済んだ。

（原文のママ）

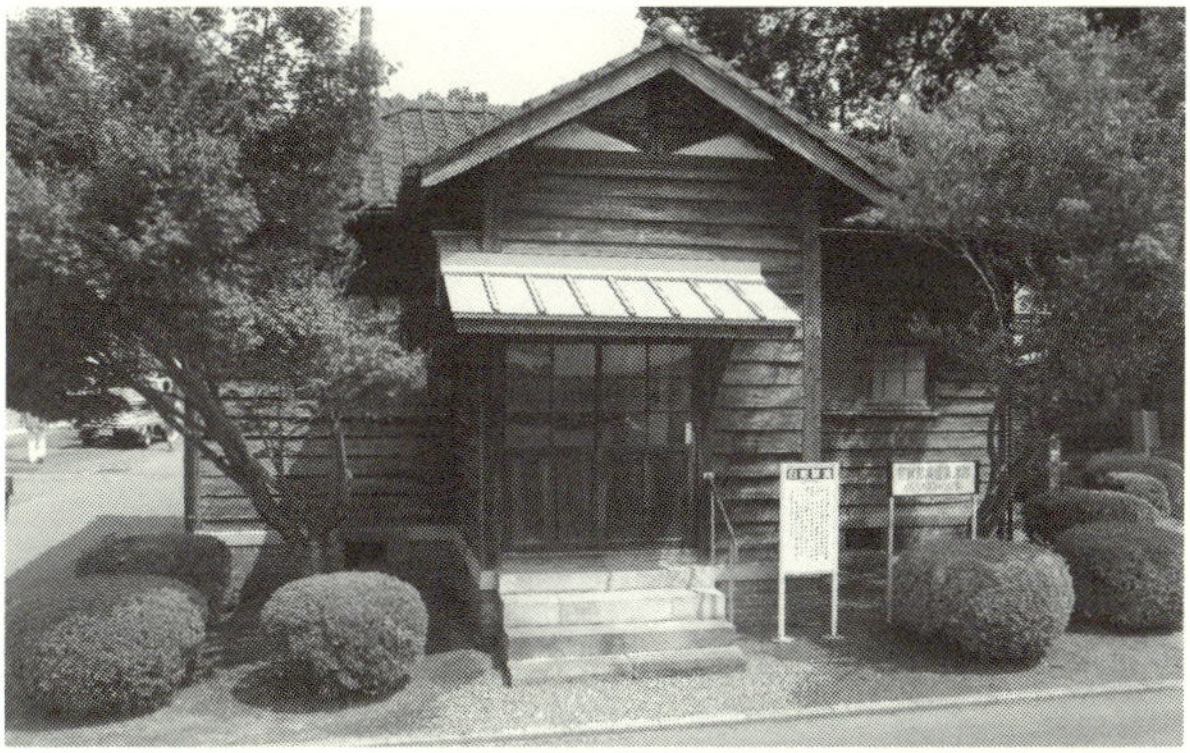

監禁室として
使われた建物

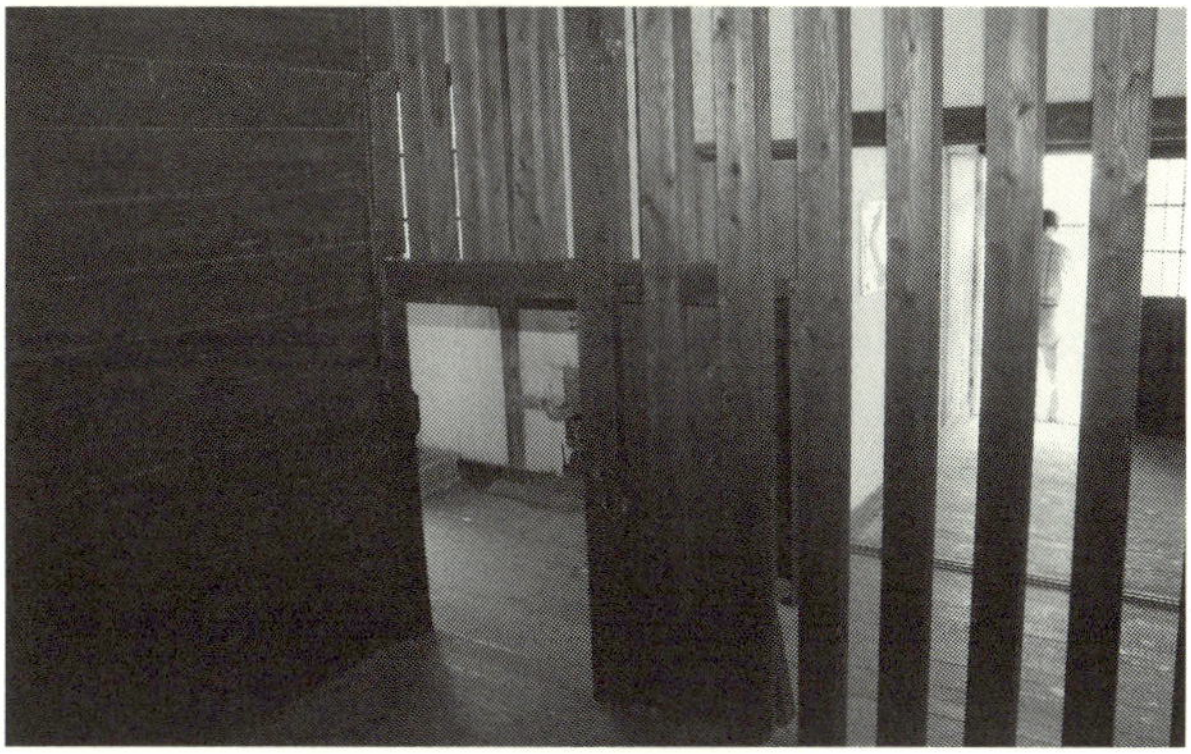

一部監房が
復元されている

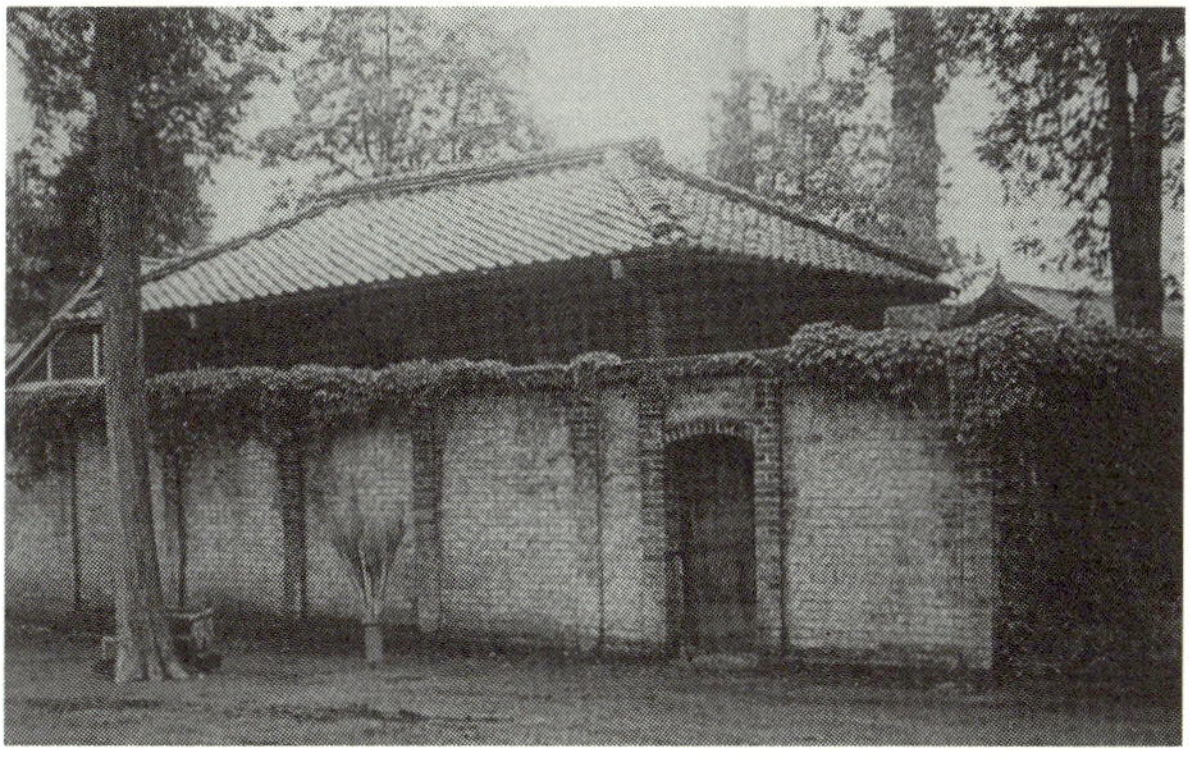

使用されていた
当時の監禁室

6　県警留置場跡

一九三八（昭和一三）年一二月、恵楓園内に熊本県警により留置場一棟（三六坪）が設置されました。「菊池事件」（F事件）、この事件は、殺人事件の容疑者がハンセン病患者であったために、捜査・公判・上告及び死刑執行の過程で患者に対する偏見と差別が影響し、公正さの欠如した裁判ではなかったのかというわが国裁判史上に問題を残す結果となったとされる事件において、容疑者であったFが一時収容されていたのも、この留置場です。

また、一九四〇（昭和一五）年七月九日、熊本市本妙寺集落の強制収容が行われた際、トラックで強制収容された患者らが、一時的に収容されたのもこの県警留置場と監禁室でした。

当時の九州療養所長から厚生省予防局長への報告には、次のとおりの記載があります（『菊池恵楓園五〇年史』菊池恵楓園刊）。

「水も洩らさぬ検挙を行い身柄は一応「トラック」にて順次九州療養所に運び、構内にある警察留置所及び当所監禁室に収容し、翌々一一日まで検挙を続行残存患者……合計一五七名を一網打尽に検挙したことは近来の快事として慶幸の至りに堪えず」（昭和一五年七月二四日報告）。

さらに「男は警察留置場、女は監禁室に分割収容致し申候。……最高八二歳の老人から、最低生れ立ての赤ん坊までの百鬼夜行の老若男女一五〇名余を一時に留置したる光景は見物に御座候。……これは警察当局の曾てなき勇敢なる態度と周密なる計画の結果と存じ候。……今回の挙に対しては、地方民はもちろんのこと、市長初め一般市民の感謝は非常なるものにて早速市長、……などが警察部長

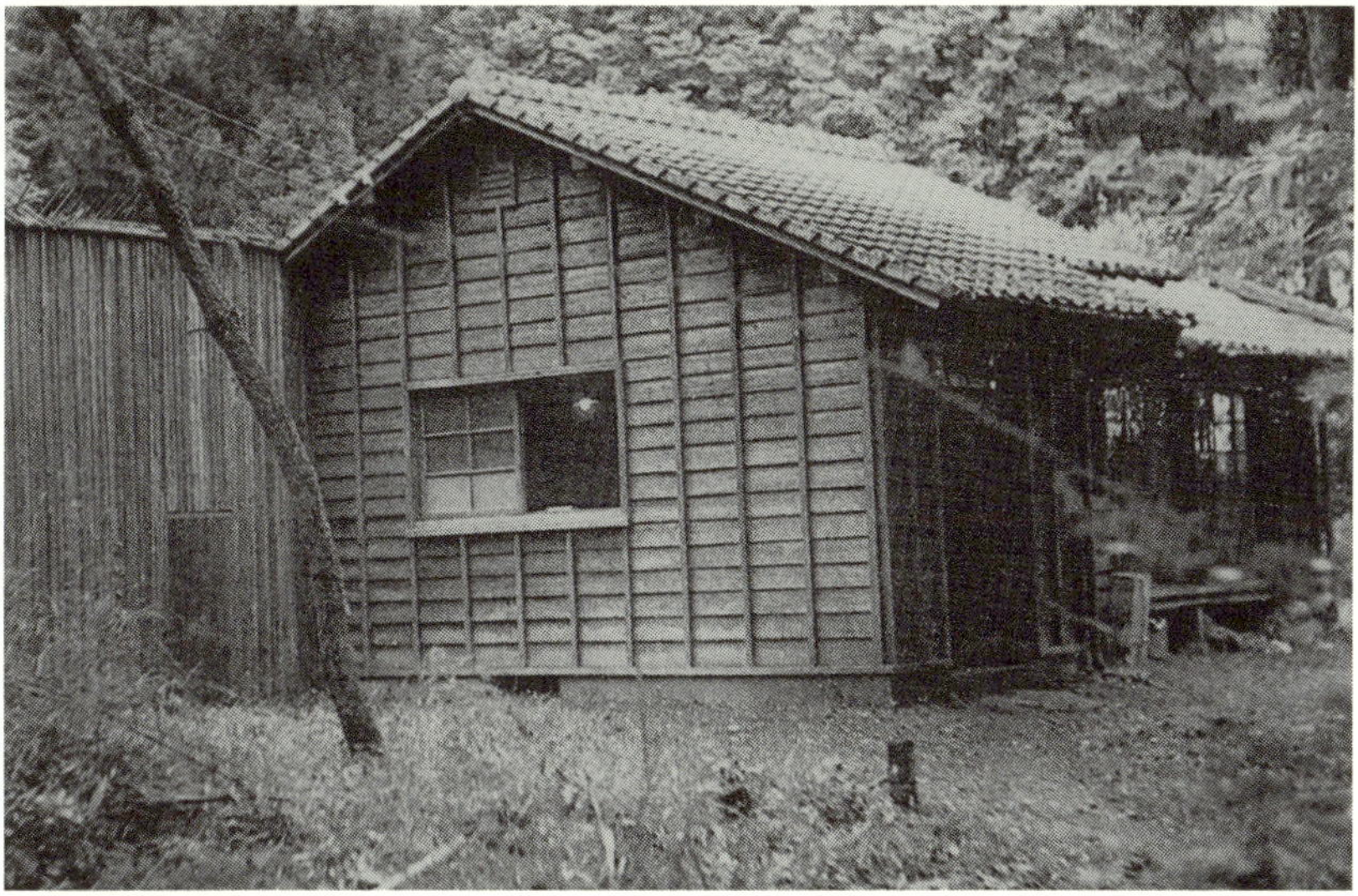
旧県警留置場（現在はない）

のところにお礼に参り、（警察）部長も会ふ人毎にライの話をされるので、近頃は『俺もいよいよライ部長になってしまった』と笑はれ居り申候」（昭和一五年七月二六日報告）とあり、当時の国のハンセン病患者に対する意識が如実に現れています。

留置場は、木造一階建てで、恵楓園でも人の近づきがたい桧山の藪の中にひっそりと設置されており、他の収容者が近づくことはありませんでしたが、監禁室のレンガ壁が取り外されたのと同じ年、一九五五（昭和三〇）年、厚生省の指示で取り壊されました。

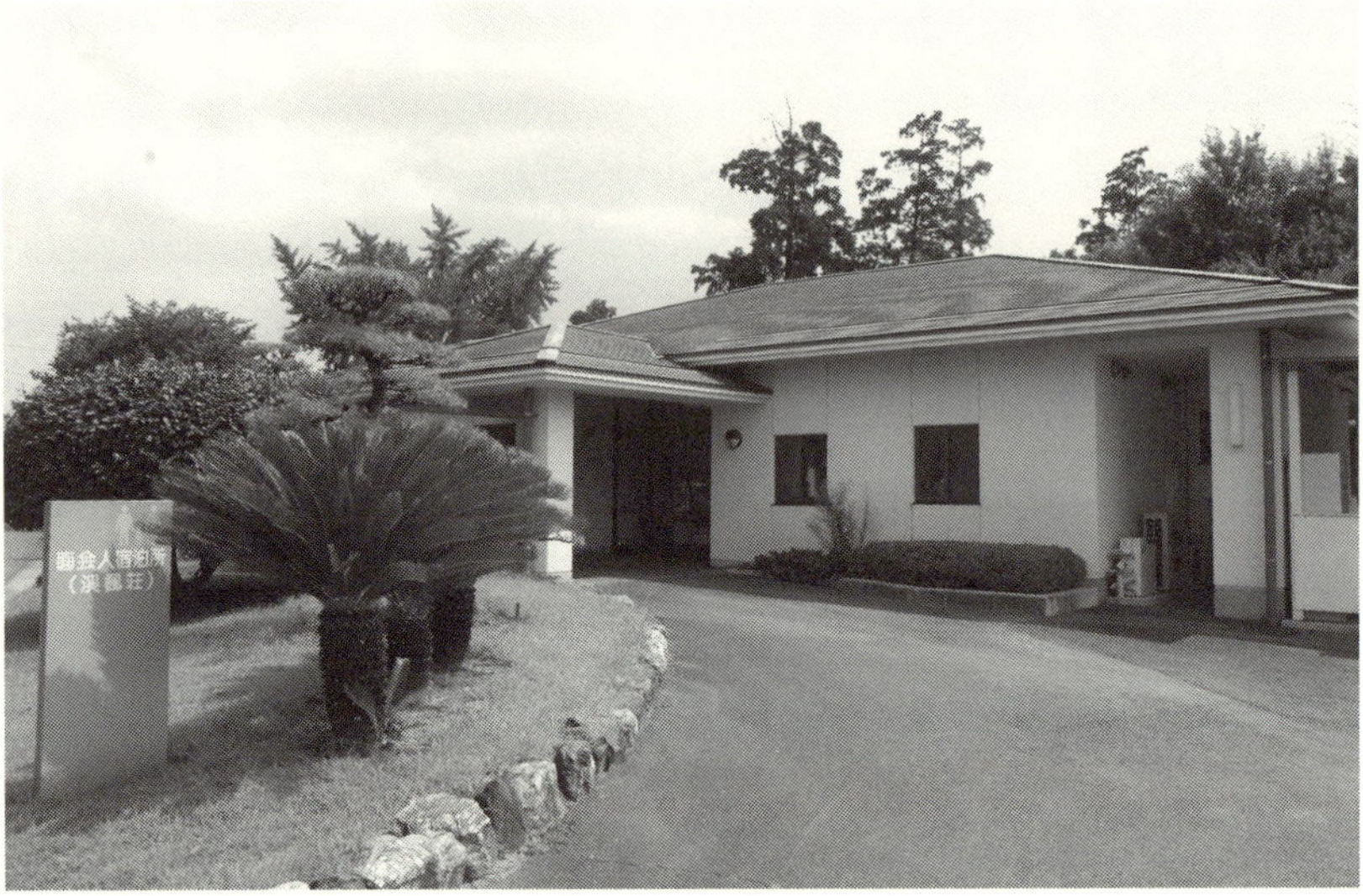

渓風会館の玄関

7　面会人宿泊所（渓楓荘、交流荘）

近年建てられた施設です。もともと各地の療養所は交通の不便なところを選んで建てられました。逃走防止のためです。島や山間地に多いのはそのためです。立地条件を検討する際に「絶海の孤島に造れ」と主張した医者さえいました。それでは赴任する医者も看護師もいない、として今の地に建てられたいきさつがあります。したがって車社会ではなかった時代、患者を見送ってきた家族や面会に来た肉親も日帰りが難しい施設がほとんどでした。そこでつくられたのがすべての国立療養所に併設された「面会人宿泊所」です。これを造らざるを得ないほど不便な所に療養所が造られた証拠でもあります。

肉親に限らず面会者は、面会する入所者の届け出で宿泊することができます。

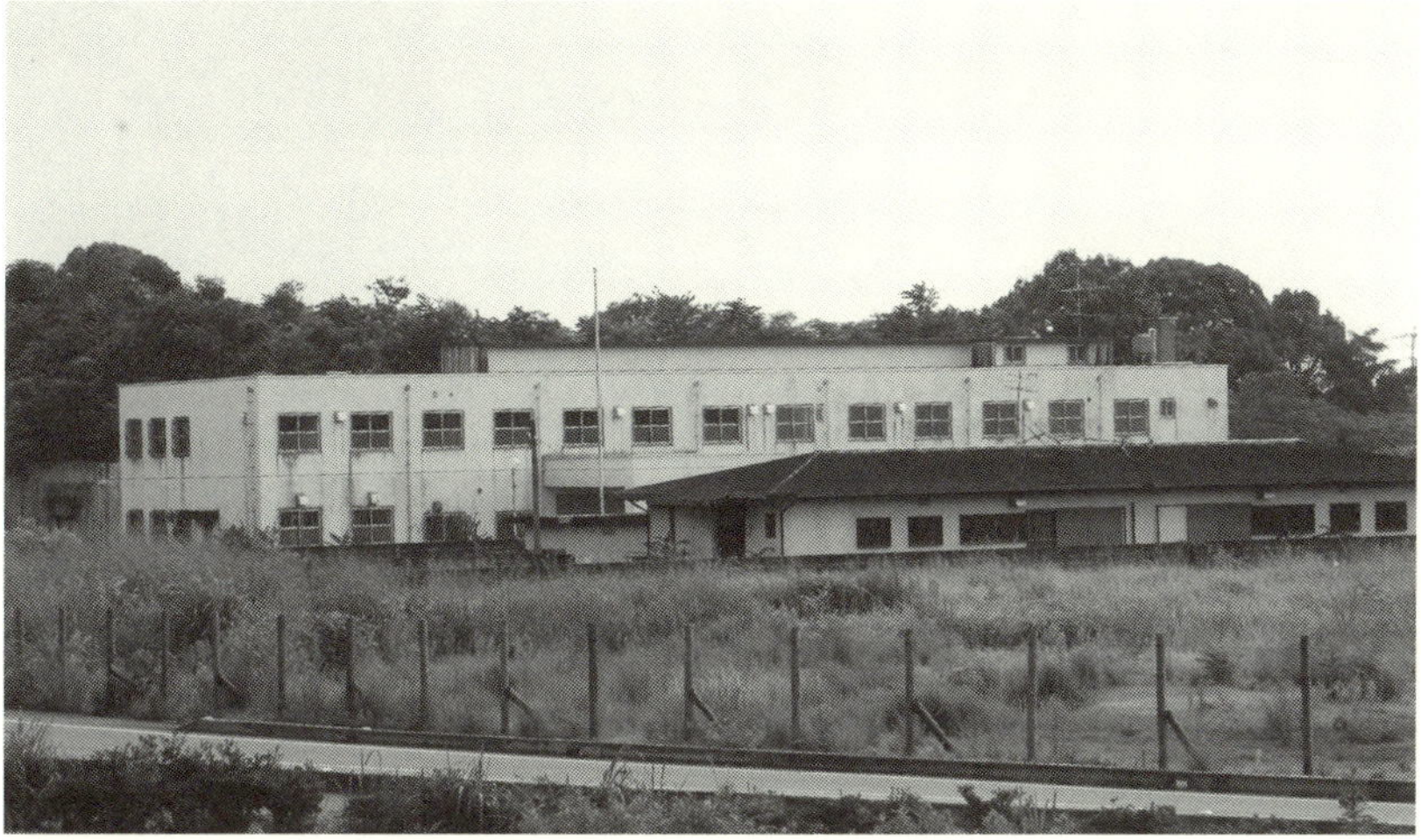

医療刑務支所跡（内部の構造は普通の刑務所と同じ）

8　菊池医療刑務支所跡

一九五三（昭和二八）年三月、全国唯一のハンセン病患者専用の刑務所として、定員を七五名とする菊池医療刑務支所が設立されました。国は、刑務所までも一般社会と隔離する、徹底した隔離政策を実施していました。一九五〇（昭和二五）年の第七回国会衆議院厚生委員会では、療養所懲戒検束規定の効力について質疑が行われ、新憲法下においてもなお有効であるとの再確認がなされたのでした。

医療刑務支所は、一九八六（昭和六一）年三月、収容定員一〇名で更新築されるなど、国のハンセン病患者隔離の政策に変化はありませんでした。「菊池医療刑務支所」の正面表札が、一九九七（平成九）年取り外され、現在、旧刑務支所の外壁及び刑務所施設が残存しています。ここの建物と広大な土地は、二〇〇八（平成二〇）年財務局の公売にかけられましたが、入所者自治会や支援する団体の要請により、この公売は中止となりました。

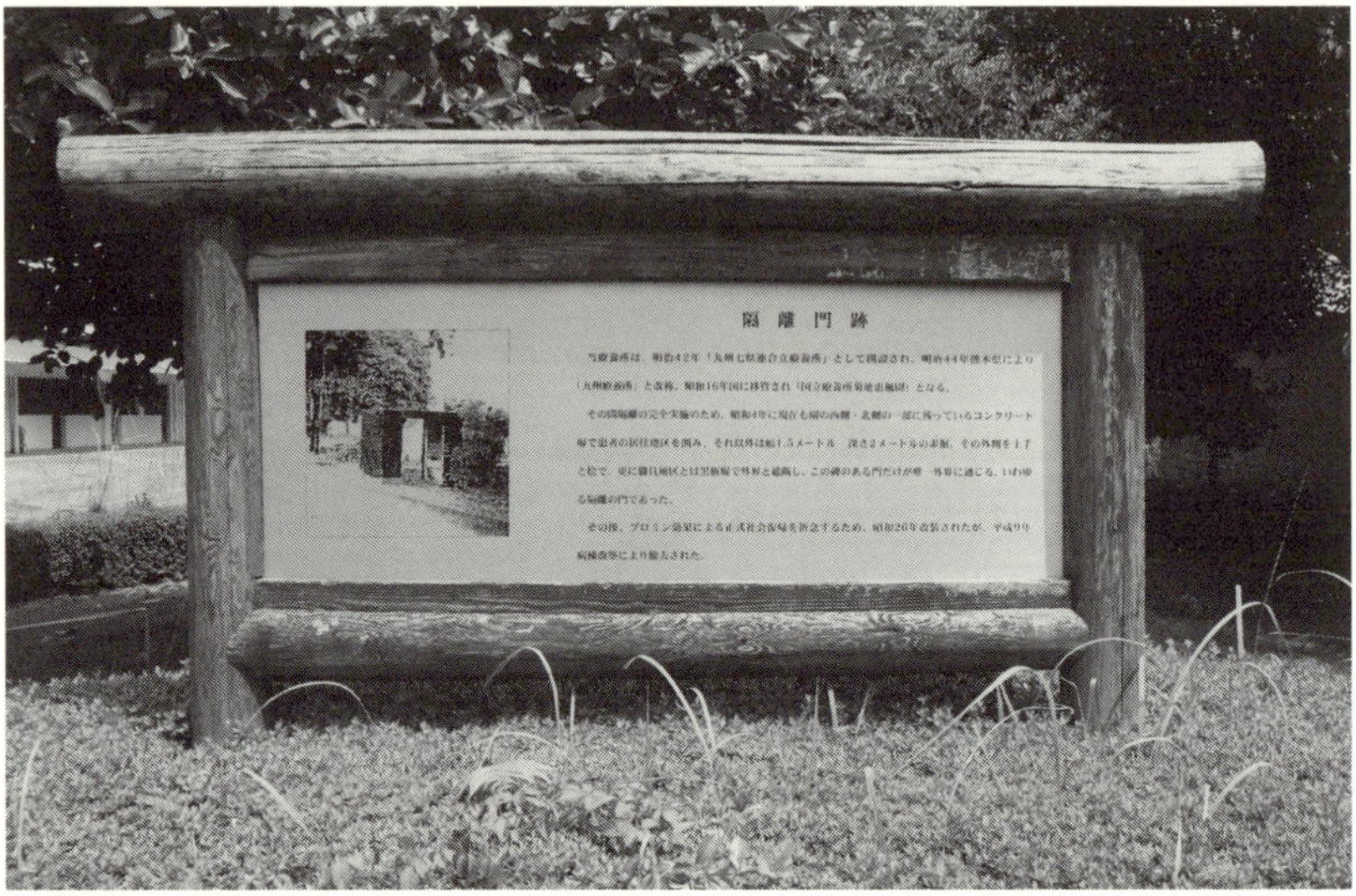

隔離門跡に建てられた碑

9　隔離門跡

恵楓園は高い塀によって外の世界と厳重に遮断されていました。同時に、療養所内部も「患者居住区＝患者地帯」と「職員の常駐区域＝職員地帯」は長い塀によって区分されていたのです。それぞれ「有毒地帯」「有菌地帯」あるいは「無毒地帯」「無菌地帯」などと呼ばれ、双方を結ぶ唯一の門が「隔離門」でした。

患者地域から出る職員は、門を出たところで手を洗い、長靴を消毒し、そのうえで職員地帯に戻っていきました。このような厳重な区分と二重の隔離の壁は、差別・偏見を助長する結果をもたらしました。

一九二九（昭和四）年に設置され、一九九七（平成九）年一二月撤去されました。今では記念碑だけが残されています。

10　第二病棟

一九九八（平成一〇）年に完成しました。急性期の治療を要する患者が、世間でいう「入院」の状態で収容されています。一人部屋あるいは二〜四人部屋で、バリアフリーのトイレが各室に設置されています。また酸素等医療用ガスの設備もあり、設備の面では一般の病院に引けを取りません。人工透析の施設もこの病棟にあります。

戦前から戦後にかけての時期は、往診の際、医師らは長靴の土足のまま部屋に入り込み、診療のときは、看護婦が持参の扇子でさっと患者の顔を隠しました。患者の呼吸の息が医師にかからぬようにする配慮でした。また夜間の当直は宅直で、夜間に死亡者が出ても臨終に駆けつけることは少なかったとある内科医は自治会機関誌に体験を寄せています。その当時に比べると現在の第二病棟は隔世の感があります。

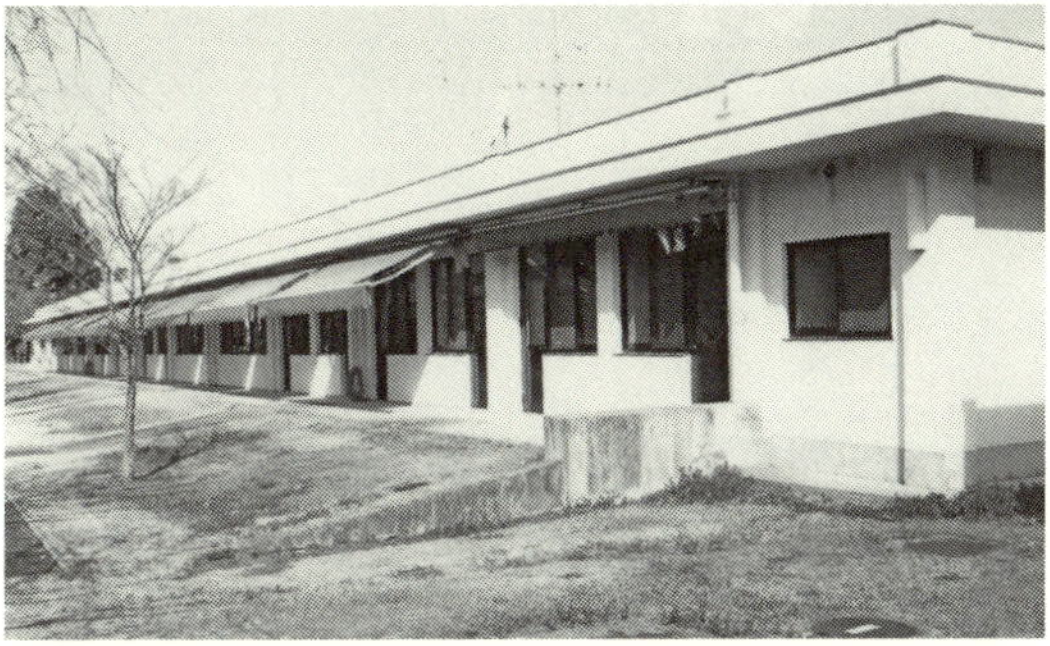
第２病棟

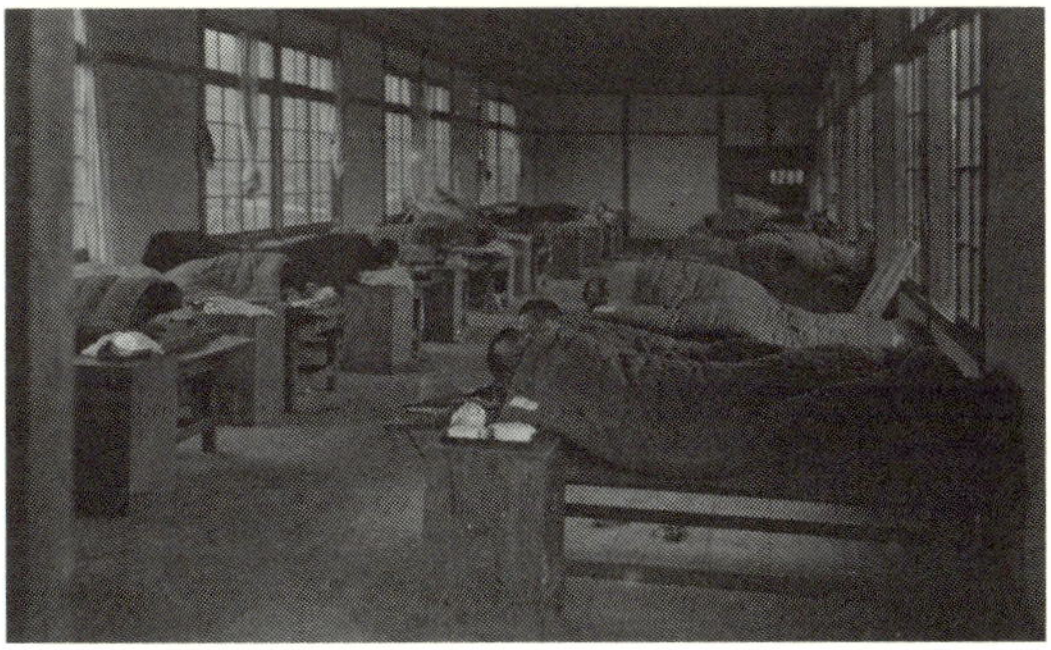
かつての病棟の風景

11　第一不自由者棟（第一センター）

日常生活に一定の介護を要する人たちが住んでいるのが不自由者棟です。障害の程度によって、いくつかの棟があります。不知火寮、天草寮、菊池寮などがあります。最も不自由度の高い人たちは第一不自由者棟で介護を受けながら生活しています。

予防法闘争以前の時期は軽症患者が介護に従事するのが普通のことでした。重不自由寮の担当に指名された入園者は布団一式を持ち込み大部屋に住む二〇人近くの不自由者と生活を共にし、タンクに飲用の水を汲んだり、給食棟から食事を運んだり、暖房用の木炭を運んだり、病棟退院者の送迎もしていました。また同じ寮から入院患者が出た場合、寮員の輪番制でベッドを並べての付添看護を行う場合もありました。

このような患者作業によって療養所は成り立っていたのですが、予防法闘争のような大きな権利闘争の中で次第に患者作業を施設に返還し、本来の職員の業務に移行して行きました。

現在の問題は、入所者の高齢化で介護を要する入所者が増えるにともない第一～第五センターまでの増設が計画されています。療養所が生活の場から介護施設への色あいを強めています。それに必ずしも介護員等のマンパワーが伴わないことが課題です。

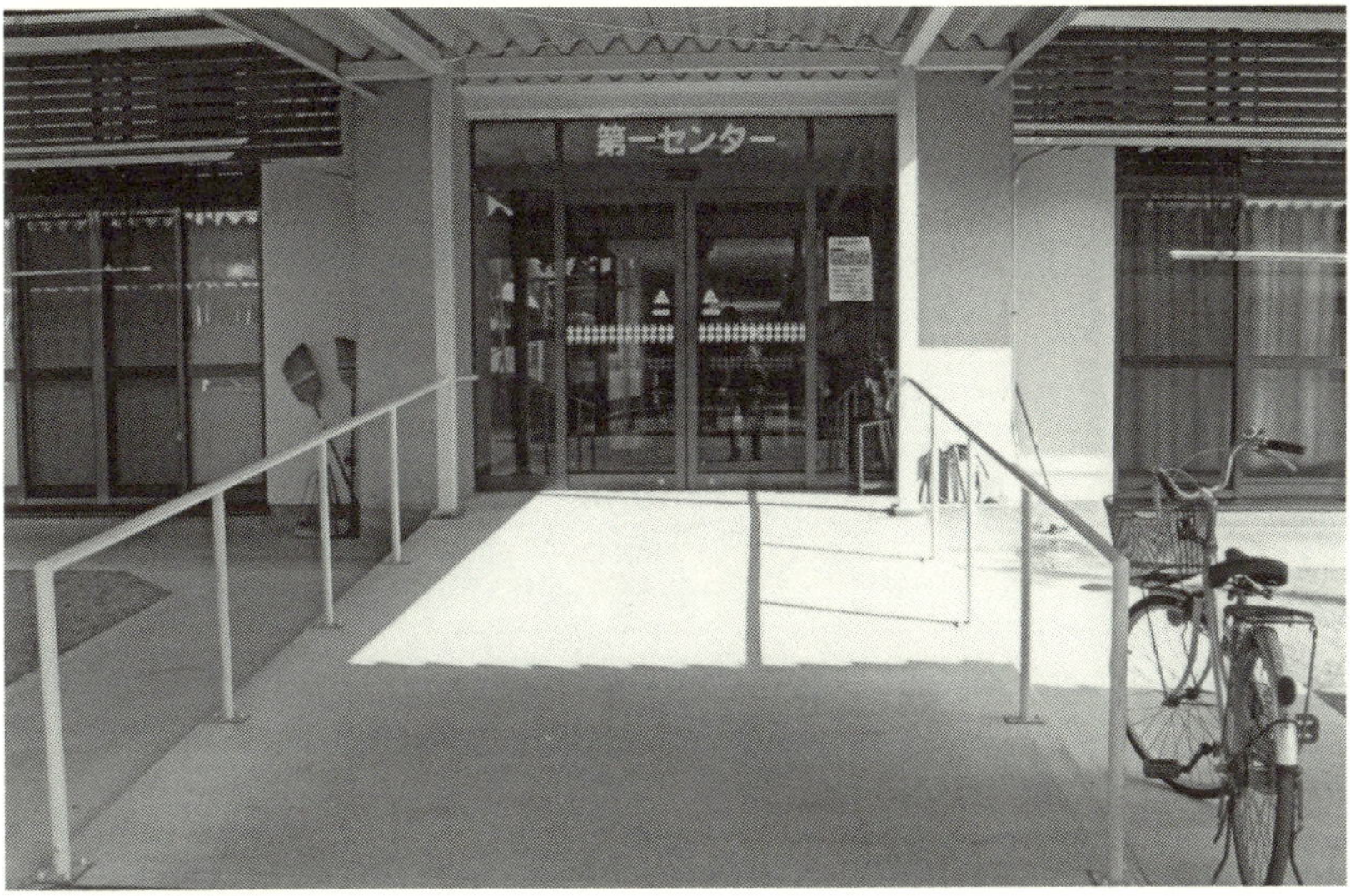

第１不自由者棟

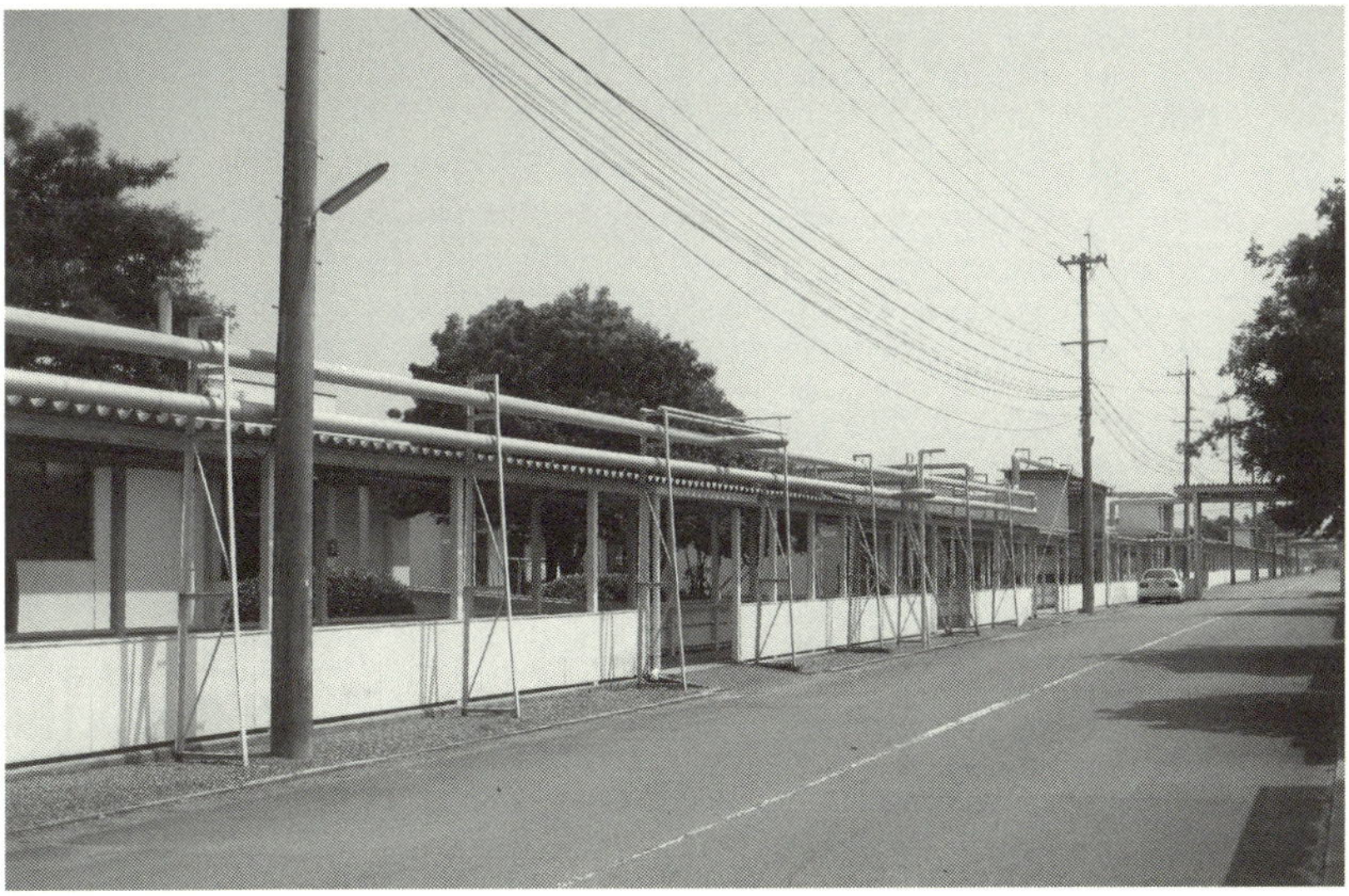

不自由者棟がいくつも並ぶ

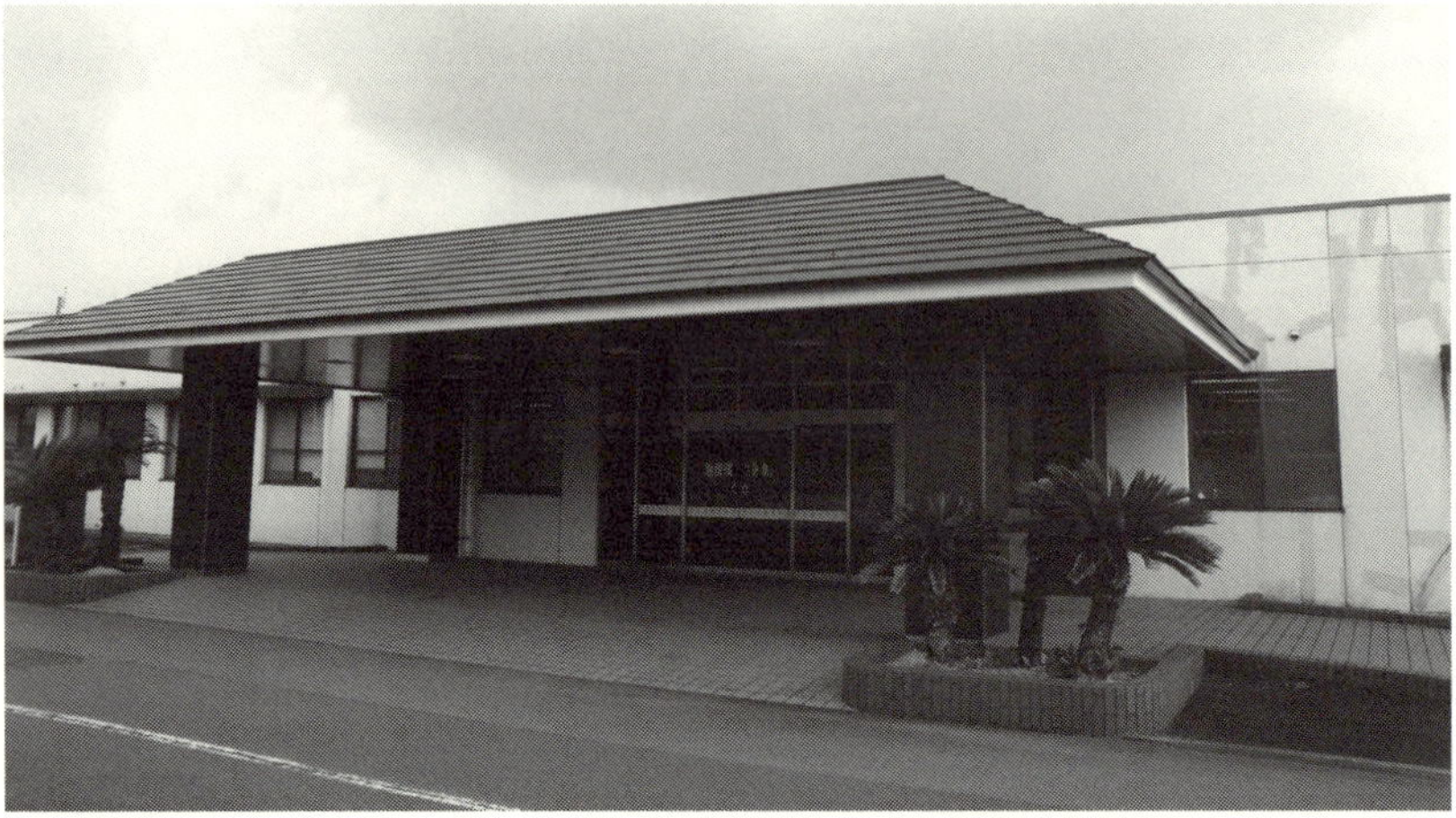

治療棟玄関

12　治療棟

現在の治療棟は一九九〇（平成二）年に完成しました。療養所という性格から最も重点を置くべきところであるにもかかわらず実際には後手後手にまわり、「旧治療棟二階の薬局における雨漏りもひどくなり、日常業務に著しい障害をきたすに到ったこと（熊丸園長＝当時の式辞）」から新築されました。

一般の病院では「外来」のイメージです。居住棟から車いすに乗ったり、介護員に車で送られたりして通ってきます。中では、内科、皮膚科、外科、眼科等六科の治療が行われています。ここで治療できない高度治療は外部の医療機関に「委託治療」として送られることもあります。

近年、新しく赴任してきた医師は近代設備を完備した大学や病院からの人が多く、十分な近代設備がない恵楓園の治療棟に戸惑うこともあるそうです。

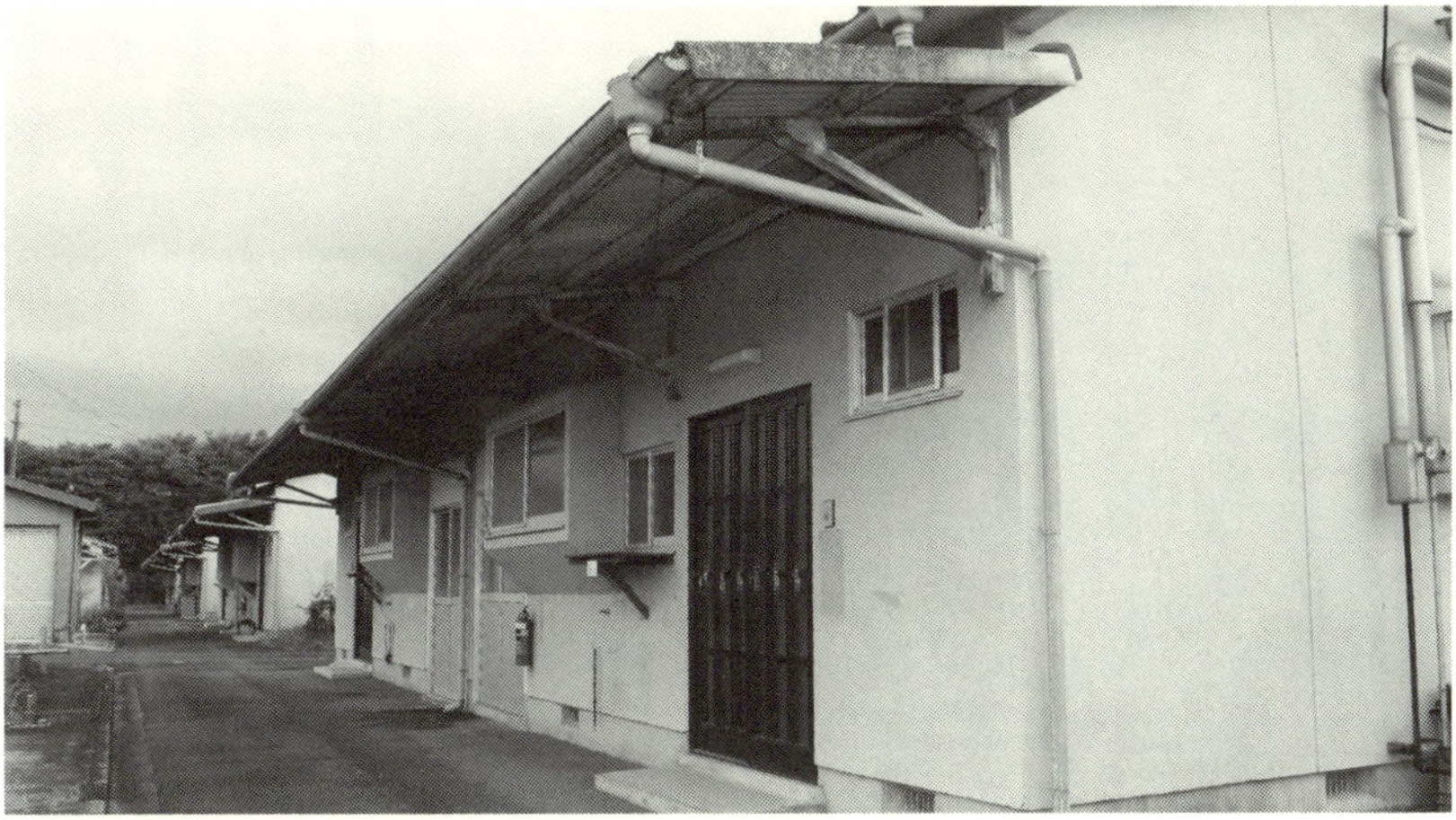
ちどり寮

13　ちどり寮

療養所で結婚することを昔は、「ぜんざい（善哉）」と隠語で呼んでいました。お祝いの席では、ぜんざいを出したからということですが、終生隔離のため、独身の療養者達は、園内で伴侶を求め、一方、伴侶を故郷に残してきた者は、園内で再婚するものも少なくありませんでした。

創立当初、園内に舎は一六棟ありましたが、一棟は三〇畳敷で、一五名が雑居生活を強いられていました。しかも、一舎毎に鍋釜などが支給され、自炊を強制されていました。また、夫婦で住む部屋もありませんでしたので、夜、夫が妻のいる棟に通う、いわゆる「通い婚」を強いられていました。初めて夫婦寮ができたのは、戦後六年たった一九五一（昭和二六）年二月でした。それも、十軒長屋式であり、四畳半一間の部屋。結婚の条件として、断種・堕胎が強要されていました。この断種・堕胎は戦後も強要され、子どもを生むことが許されることはありませんでした。

（ちどり寮は一九八五＝昭和六〇年に更新築された）

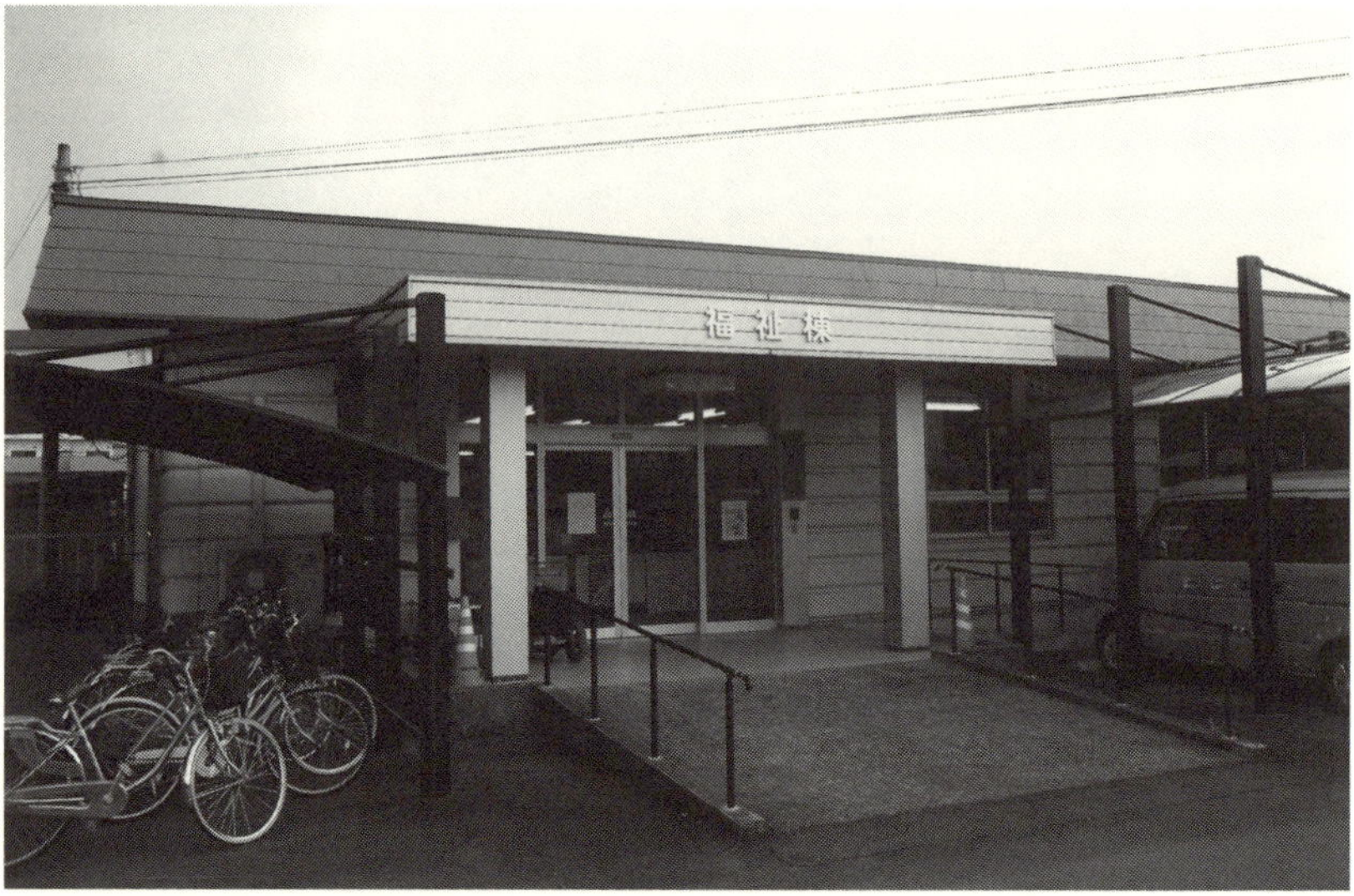

福祉棟玄関

14　福祉棟

各療養所には福祉課が設置されています。介護を除く入所者の「お世話係」ですが、ケースワーカーを中心に様々な生活のバックアップをしています。例えば、入所者の障害関係等での関係市町村役場との折衝、親族との連絡、面会人の世話、委託治療の調整、はては死亡時の通夜・葬儀の段取りから役場への諸手続き、葬儀の司会に至るまで福祉課が執り行います。入所者の各種相談窓口でもあります。

今ではそのような役割ですが、かつては療養所を維持するために患者に作業が強制されていました。その際、患者の監督・補導をしていたのが福祉課の前身でもあります。担当者は補導員と呼ばれていました。そのため入所者とのトラブルを多く抱えていたと言われます。

15　自治会

療養所が開設されたのは一九〇九（明治四二）年ですが、四年後の一九一三（大正二）年には自治会の前身である互恵会（互助救済機関）が発足、一九二六（大正一五）年には自治会を立ち上げました。主な活動は売店譲渡運動で、成果をあげ売上金から貧困患者の支援を行いました。

一九二七（昭和二）年には文芸誌『黒土』を創刊（七号で廃刊）しました。戦時中の一九四一（昭和一六）年には戦時体制ということで自治会役員は園長の任命制となり、戦後の一九四八（昭和二三）年に患者自治会として再発足し、直ちにプロミン予算獲得運動に全力を挙げました。

その後、患者作業の軽減化や施設整備、医療体制の改善など多くの闘いを組織し、一九五三（昭和二八）年のらい予防法闘争はその一つの頂点を示したといえます。

各療養所とも高齢化が進み自治会組織の維持が難しくなっていますが、菊池恵楓園では自治会の機能を維持し、入所者の利益代表として欠かせぬ組織になっています。全国のハンセン病療養所入所者でつくる全療協の支部も兼ねています。

現在の機関誌『菊池野』は一九五一（昭和二六）年の創刊です。

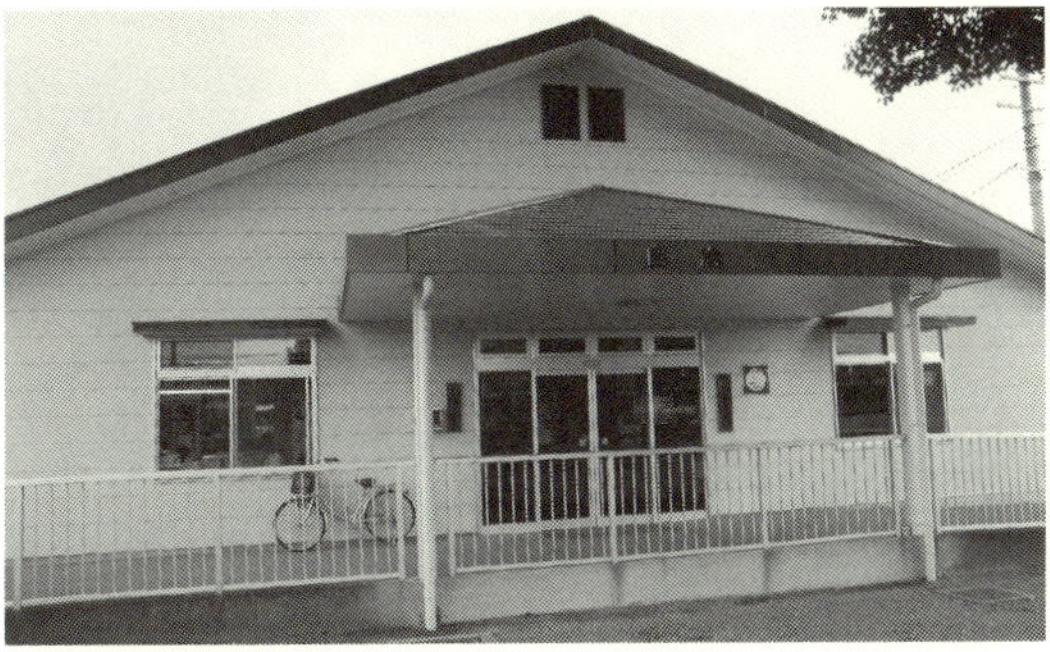

自治会棟玄関

16　少年・少女舎跡

一九三三（昭和八）年、少年舎・少女舎が開設されました。幼い入所者は、この舎で生活することとなりました。一二畳に一二～一三名が雑居し、部屋の窓際には支給品の所持品入れ箱がビッシリと並べられ、各少年の小物入れとともに机の代わりもはたしました。部屋が狭く、一人ひとりの寝床が敷けないために、一つの寝床に二人の子どもが共寝をせざるを得ず、一人が風邪をひくと、たちまち全室の子どもたちに感染してしまう状況でした。舎には、患者夫婦が住み込み、子ども達の面倒をみていました。つまり、入寮者の世話も患者作業だったのです。これは、一九六四（昭和三九）年一二月に、作業返還を果たすまで行われました。患者作業返還がなされ、職員が子どもたちの世話をするようになると、職員地区の新入所者の一時宿泊施設が、児童寮とされました。少年舎・少女舎は、恵楓園の北西部、外界と遮断するための壁の近くにあり、分教場からは五〇メートル程西に設置されていましたが、現在は取り壊され、中不自由者夫婦寮（合志寮）が建てられています。

入所者の話

沖縄県をのぞく九州七県連合立のらい療養所として菊池恵楓園が開園したのは、一九〇九年（明治四二）年でしたが、その時の入所者一一五人の中に一五人の子供がいたといいます。

その子ども達についての記録は定かではありませんが、一九一二（明治四五）年には学校教育が始まっているから、おそらく大人達と雑居しながら通学したものと思われます。

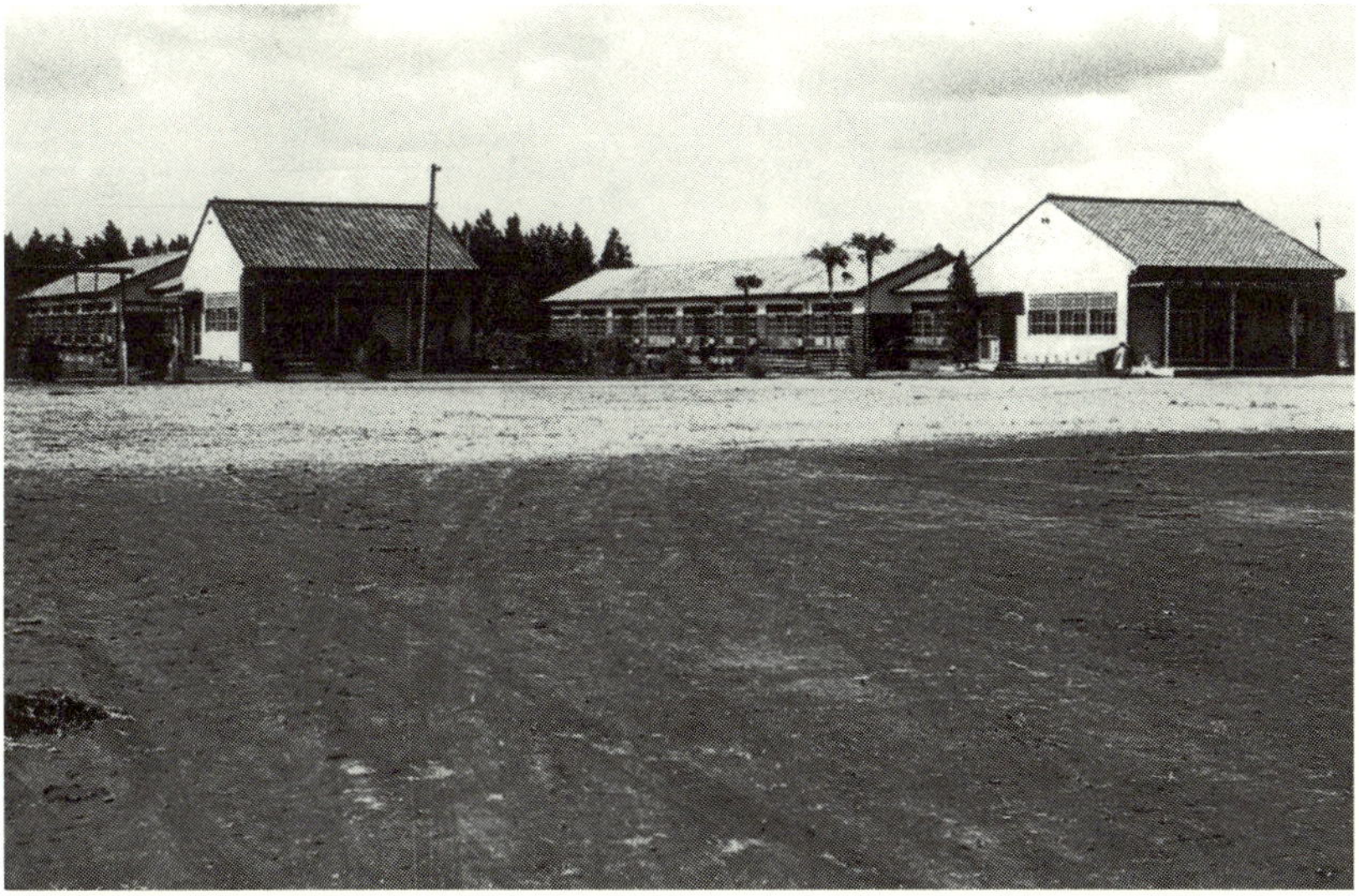

かつての少年・少女舎

　したがって、少年・少女舎の歴史ということになると一九三三（昭和八）年に隔離塀の外（現医療センター宿舎付近）のくぬぎ林の中に、トタン板で区切って二棟建てたことに始まります。

　その後一九五一（昭和二六）年、一〇〇床増床計画の中で更新築されることになり、大部屋制から四人定員部屋になりました。

　そして一時期不自由者寮として転用されたこともありましたが、一九七一（昭和四六）年には子ども達がゼロになり、親元を引き離された子ども達が泣いたり笑ったりした少年・少女舎は、五〇年の歴史を閉じています。

（原文のママ）

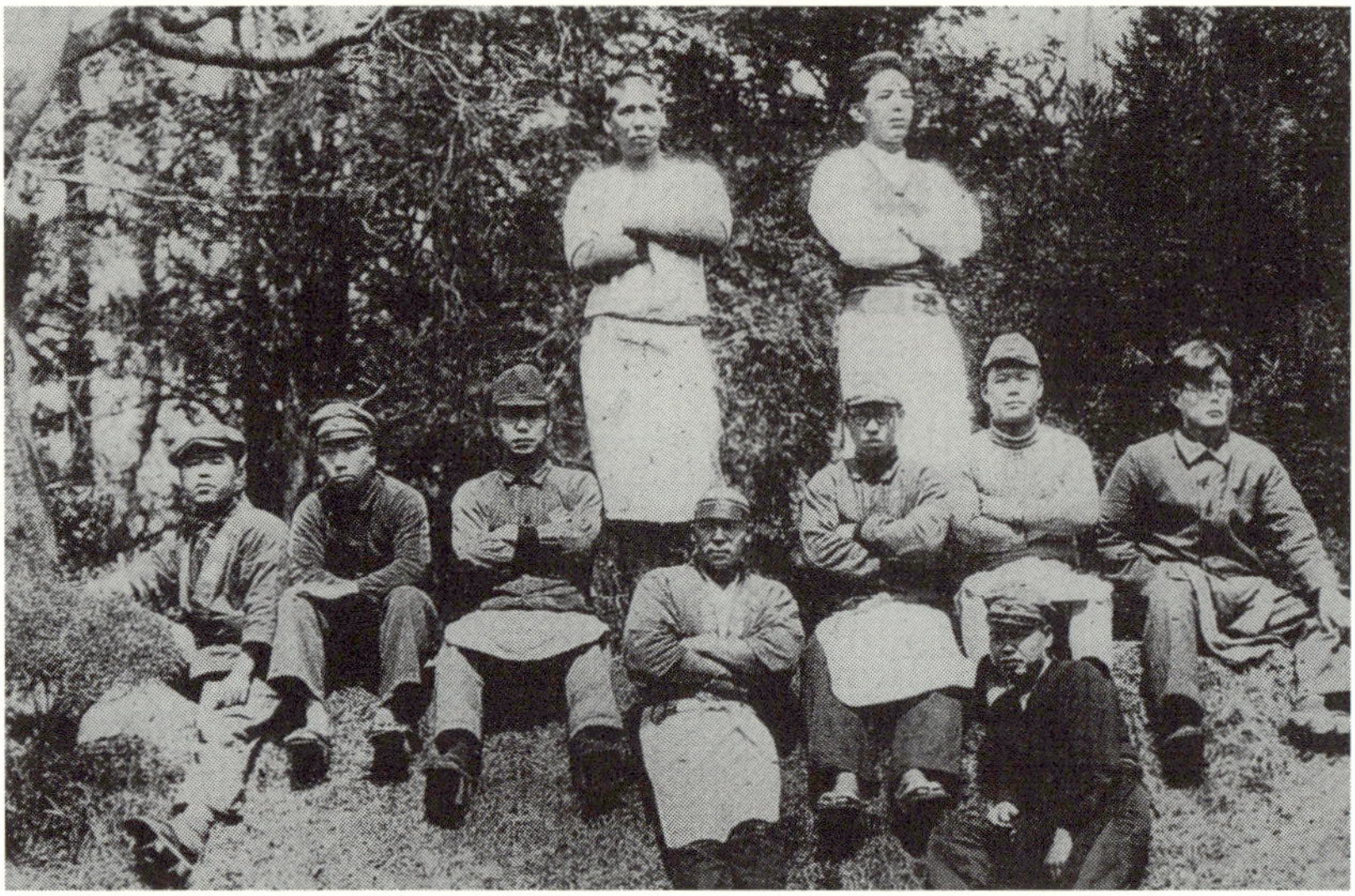

望郷台に登り外を見る入所者たち

17 望郷台跡

収容・隔離された患者たちは、故郷との縁が切れ、死んで骨になっても帰れない者が大半でした。しかし、故郷への思いは絶ちがたく、各療養所にはそれぞれ望郷台と称する高台が設置されていました。終生隔離された療養者は、その高台から故郷の方向を眺め、故郷への思いを満たすほかすべがなかったのです。恵楓園も例外でなく、北西部の壁近くに望郷台がひっそりと築かれ、築山と呼ばれていました。高さは約三メートルもあり、外部と隔絶する生活を強いられていた在園者は、この築山に登り、約五〇メートル先を通る菊池街道や菊池電鉄(現熊本電鉄)の電車を見ては涙していました。一九五三(昭和二八)年に一三歳で入所したある在園者は、次のように語っています。

「母恋しさに、(少女)寮の傍らにあった築山に登り、それこそ厚い壁の向こう側に見える菊池電車の屋根を眺め、電車が通るたびに帰りたく辛い日々を過ごしました。隔離政策が取られていなく、一般の病院でプロミン注射を受けられたら家庭で療養生活を送り、母と暮らすことができたと思います」。

恵楓園における築山は、一九九〇年代に入り取り壊されましたが、多磨全生園など、今も築山が残る園もあります。

18　北側壁と堀

全国の各療養所は、終生隔離の完全実施のため、厳重な隔離施設が設置されましたが、恵楓園もまた、例外ではありませんでした（以下、『菊池恵楓園五〇年史』菊池恵楓園刊による）。一九〇九（明治四二）年の創立当時から、逃走予防のために壕が掘られるなどしていました。

一九二九（昭和四）年には、園の西側と北側は、高さ約二メートルのコンクリート塀及び素ぼりの堀で患者の居住地区を囲み、患者の外出・逃走を阻んでいました。壁以外は幅一・五メートル、深さ二メートルの素堀を掘り、その外側にも土手とひのきを設置して、外界から遮断しました。この堀の中はえぐり取られ、土は全て外部側に盛られ、堀に入ると足掛かりがなく、堀の上には容易に登れない構造になっていました。これは、一九一〇（明治四三）年二月一九日の九州療養所の園長から熊本県知事に提出された報告書に記載された要望が実現したものでした。

つまり、「周囲の雨水溝を幅五尺、深さ五尺に塹壕的に掘り広めることとし、脱柵防止の目的なりしも、……依然脱柵するものありて其目的を達する能わず。故にこれが目的を達せんとなれば、さらに二尺余りの広さを増すと同時に、病・無病毒地の境をして如上の溝を掘るか、又は板壁等の類を以て防止するにあらざれば到底満足の目的を達する能わざるは既に実績の示す処なるに依り、之が設備の必要を認む」との要望に応じて、「隔離の厚い壁」が恵楓園と外界、さらには、居住地区と職員地区を隔てることになったのでした。

また、旧正門横及び患者居住区内の二か所に巡視詰所が設置され、二四時間勤務・五名前後の巡視

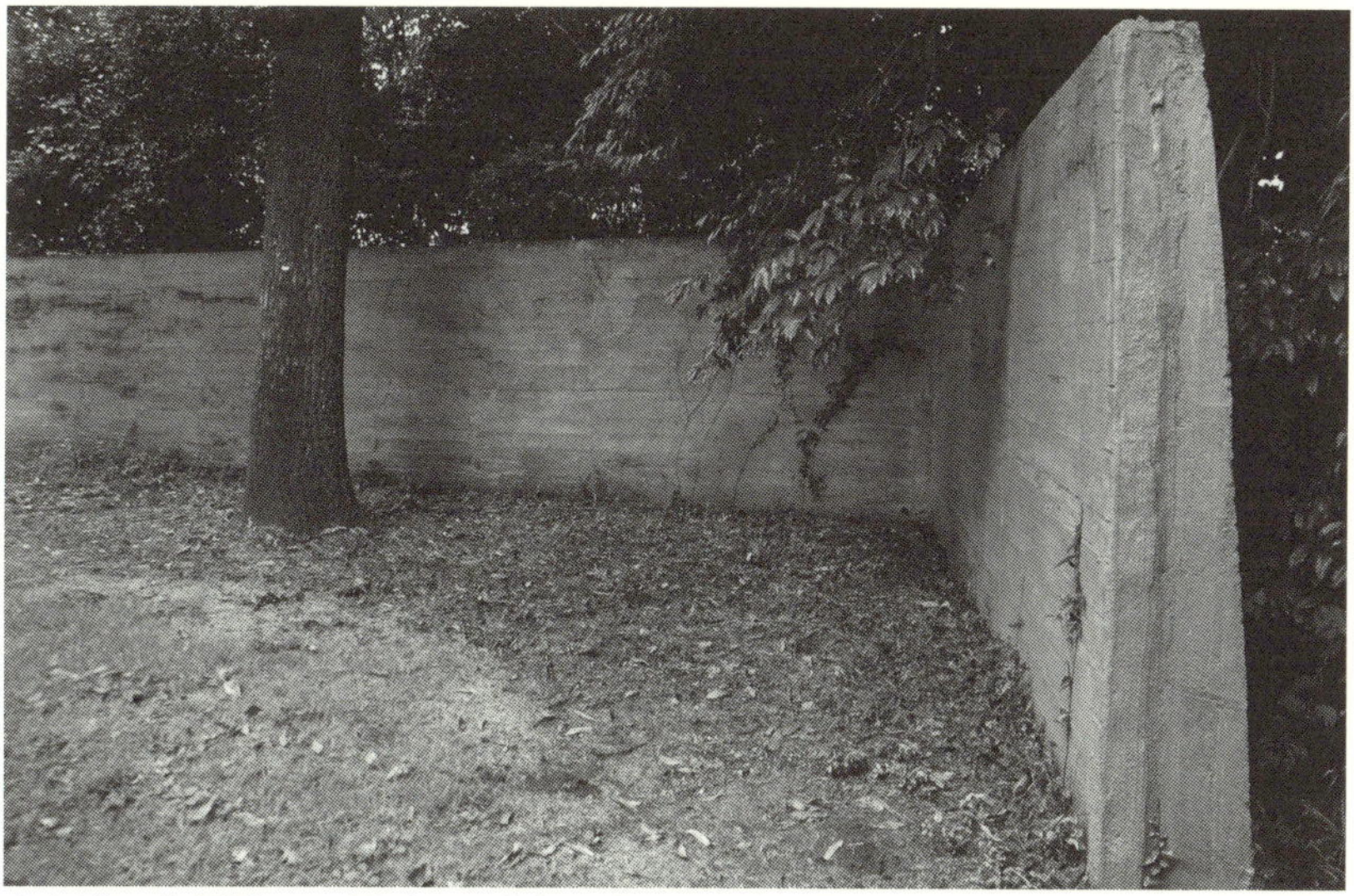
今も残る北側壁の一部（この右側に堀が残る）

が常時巡回していました。医師・看護婦の数より、園が雇傭する巡視の数が多い現実がありました。この巡視による逃走防止は、実に一九五九（昭和三四）年四月まで実施されていました。園からの逃走を図り、捕まれば数日間の監禁室入りとされていたのです。そして、カルテには、赤文字で「逃走」と記載されるとともに、「逃走者」として園内の記録にも残されていました。

このように、医師・看護婦の数よりも巡視の配置に意を配るなど、九州療養所は、設立当初から「強制収容施設」でしかなかったのです。

19　納骨堂・旧納骨塔

一九三九（昭和一四）年五月、全国各宗派本山及びキリスト教団の寄贈により、旧納骨塔が建立されました。患者作業として礼拝堂係が置かれ、収容者自身の手により、運営されていました。火葬場で荼毘（だび）に付されたお骨は、翌日、作業担当の患者及び親しい者の手により、納骨塔に安置されていました。

一九七〇（昭和四五）年一月時点での患者死亡数二四七三名に対して、納骨塔内部の骨壺数は七八八しかありませんでした。古いお骨は、園により無縁仏として整理されていたのです。一九七四（昭和四九）年ごろから、老朽化のため旧納骨塔の雨漏りがひどくなり、湿気のため遺骨の名前も判読できないような状態になっていました。

対応を迫られた自治会は、一九七四（昭和四九）年一一月一九日、自治会創立五〇周年記念として新納骨堂を建立することの合意をなし、納骨堂建立委員会を発足させ、募金を募るなど再び自らの努力により新納骨堂設置に踏み出し、一九七六（昭和五一）年一〇月一五日、落成式が行われました。

厚生省及び国は、自らの手で患者を強制収容しておきながら、骨になっても故郷に帰ることのできない療養者については無関心であり、自治会の申し入れがなければ、自ら在園者の死後に意を配り、積極的に納骨堂を建立することは決してありませんでした。現在一二〇〇柱を超える遺骨が眠っています。

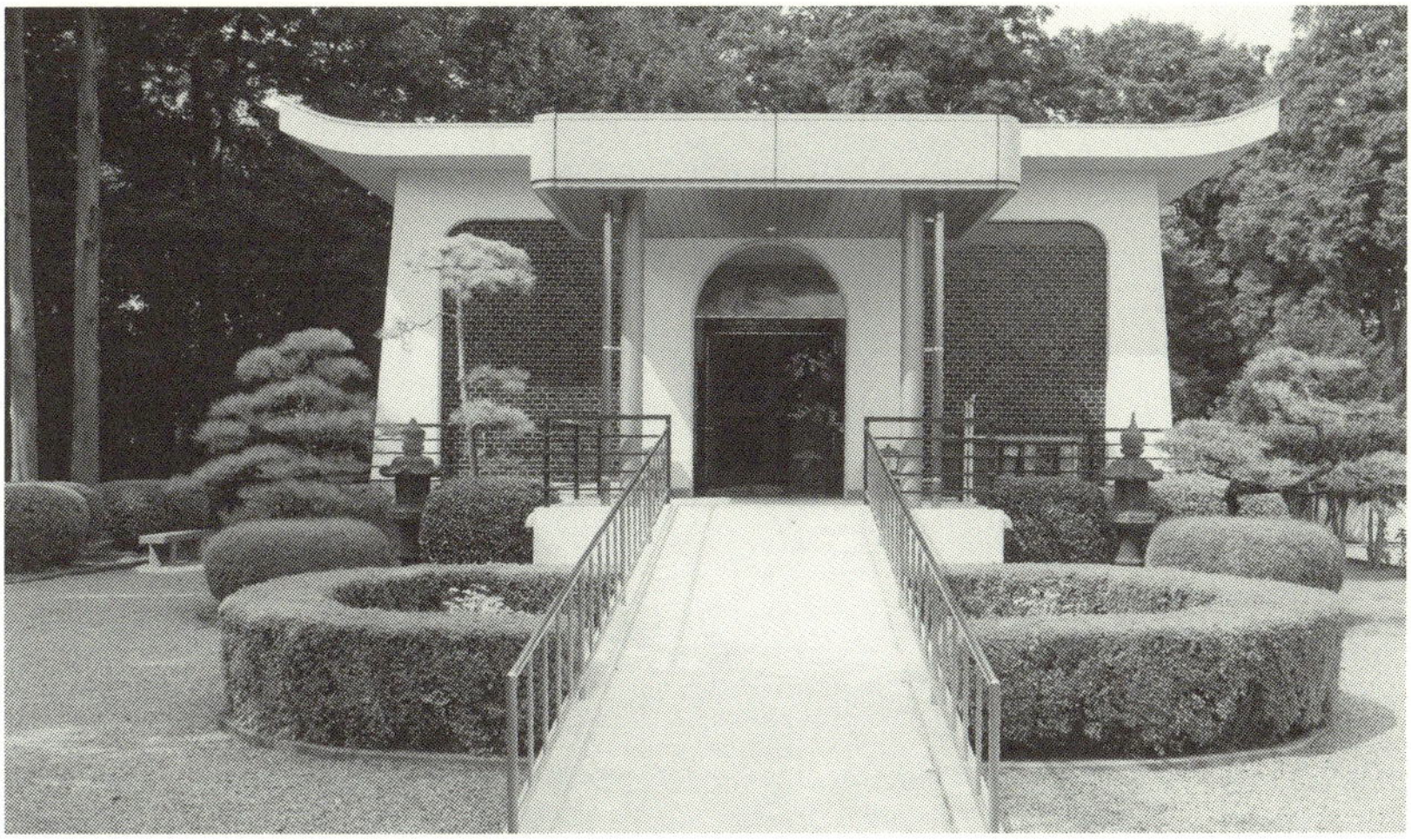

納骨堂の正面

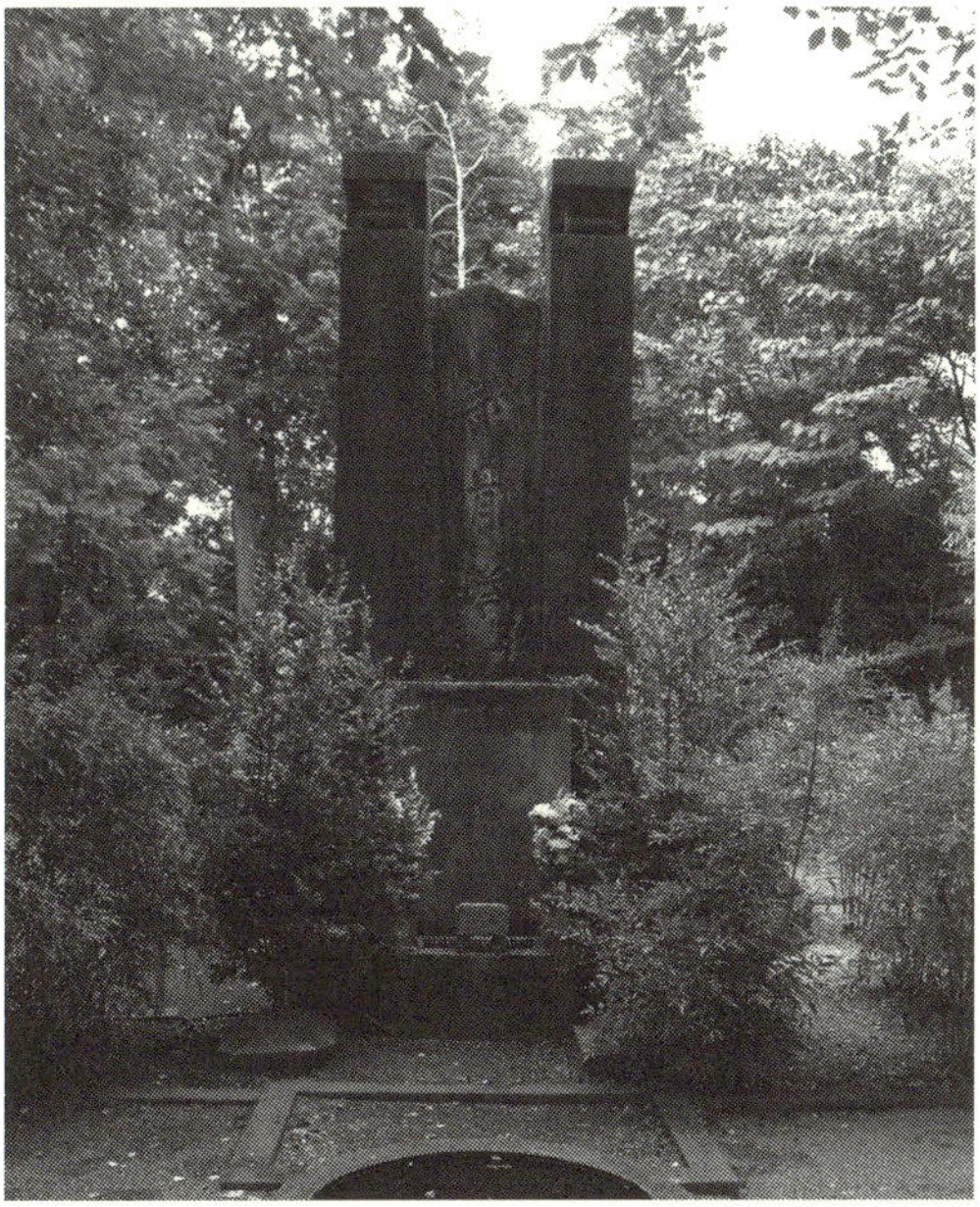

かつて使われた納骨塔

20　宗教施設

九州療養所設立当初から、収容者は宗教に慰安を求めるほかありませんでした。恵楓園では（平成元年四月一日現在）、真宗報恩会、真言宗真愛会、日蓮宗報国会、天理教道友会、カトリック暁星会、金光教求信会、キリスト教黎明教会、日蓮正宗創価学会、仏立宗など幅広い宗派がありました。建物としても、園北側の礼拝堂が存した通り沿いにカトリック聖堂、法華堂、仏立宗親会場、黎明教会が立ち並んでいました。

なお、九州療養所の設立当初から、園側は、宗教を園内統治の手段として利用していました。九州療養所が一年ごとに発刊していた「統計年報」には、慰安・娯楽事業の方針として「患者に精神上の慰安を与えるを目的とし、思想善導を図り以て脱柵逃走等の如き違反行為をすくなからしむる」と明記していたほか、「患者宗教別人員調査」として患者の思想調査を行い、どの宗教を信仰しているかなどの統計を毎年取っていました。

例えば、昭和元年の調査によると、真宗一六三名、浄土宗三名、真言宗七〇名、禅宗七名、日蓮宗一〇一名、キリスト教六九名、神道一名、不明三名とあります。他の病院や療養所と異なり、これらの納骨堂・宗教施設の存在こそが、「療養所」が終生の隔離施設であった現実を、無言のうちに語っています

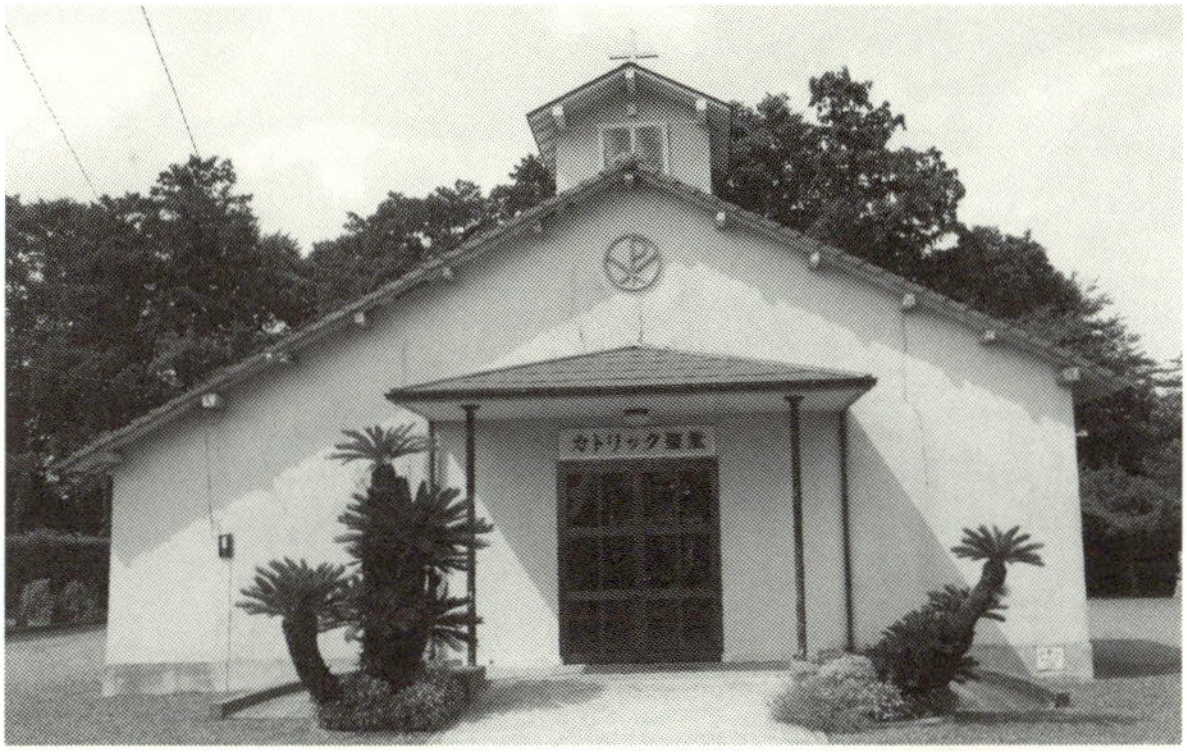

カトリック教会

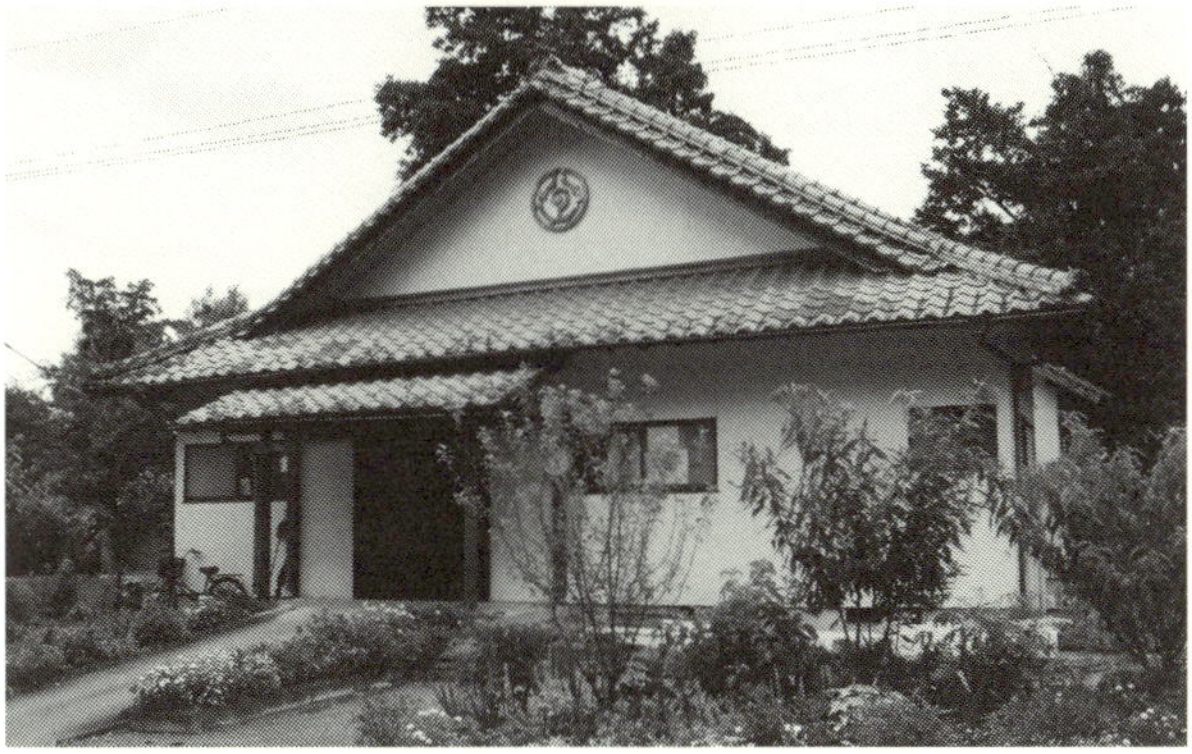

仏立宗の御堂

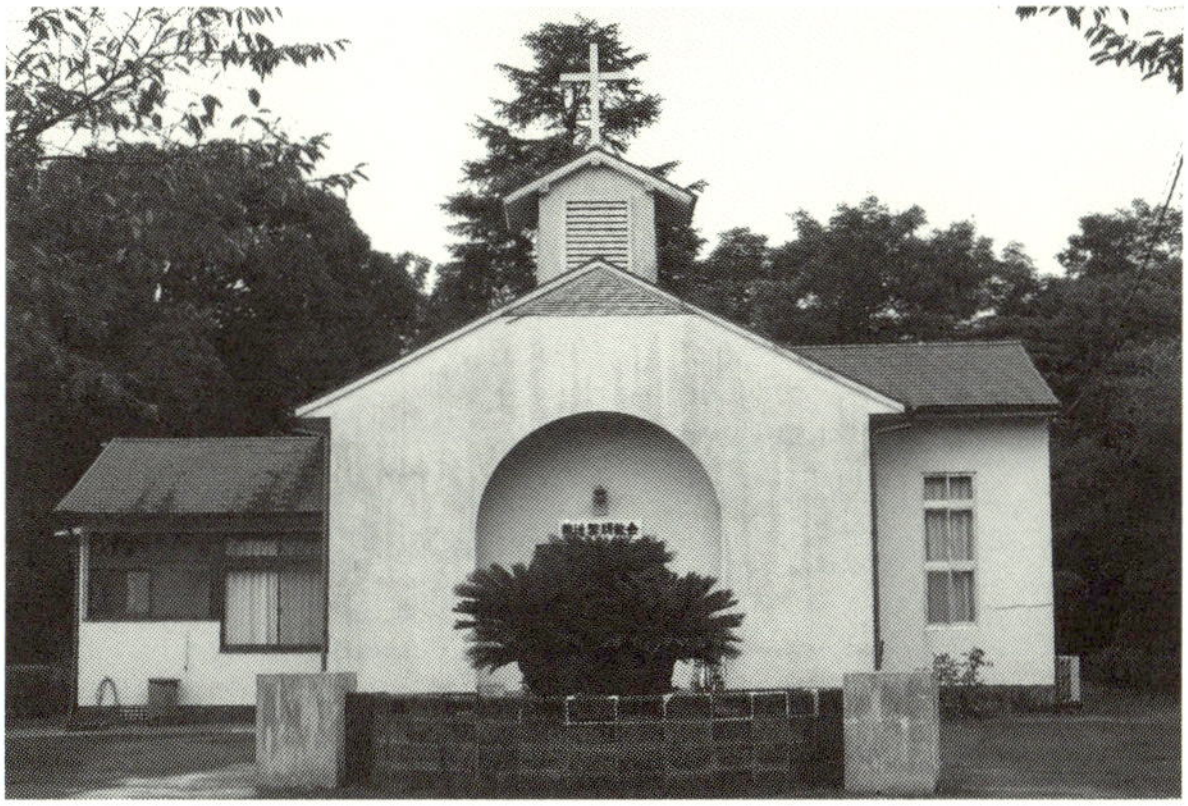

プロテスタントの教会

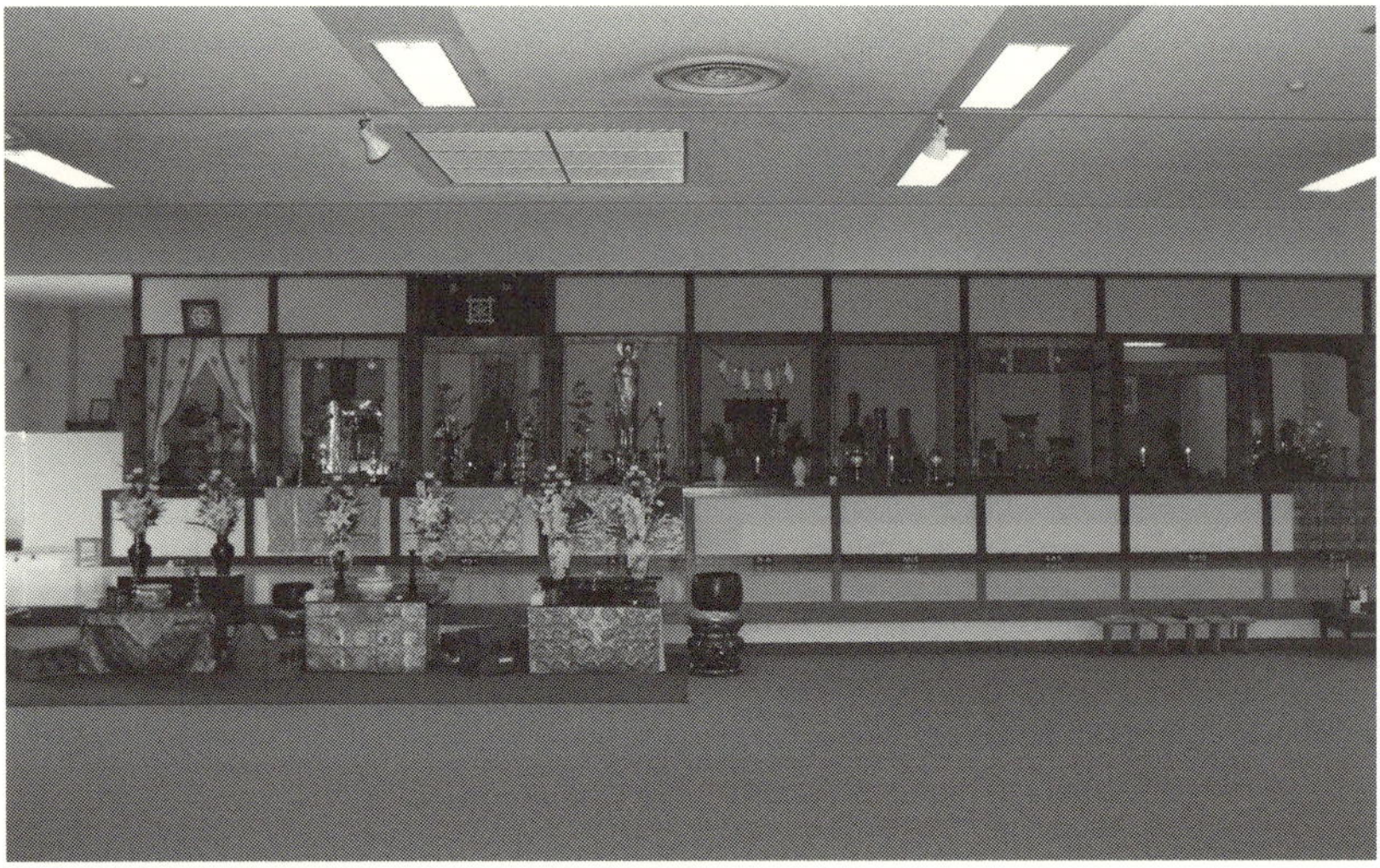

やすらぎ総合会館の内部（各宗派の祭壇が並ぶ）

21　やすらぎ総合会館

一九九三（平成五）年完成。もともと園の北側の塀に沿って各種宗教施設が設置されていました。その中心となったのが一九三六（昭和一一）年創建の礼拝堂で、各宗派共通の礼拝堂として使用されてきました。ところが一九九一（平成三）年台風の来襲により使用ができなくなり解体されました。その代わりに建設されたのがこの会館です。

ホールには一〇の各宗派（キリスト教関係を除く。キリスト教関係は園内に二つの教会を持つ）の祭壇が安置され、その前で祈りを捧げる入所者の姿が見られます。また園内で行われる葬儀の会場としても使用されます。併設の大ホールは園内外との会議や啓発活動の会場として、また和室は年回忌等の会合にも使用されます。

このような会館が園内に存在することは、療養所が生涯隔離施設であったことを如実に示すものです。

22　恵楓園分校跡・公園

当初（明治四五年、生徒数一五名程度で患者学校が設立される）は、読書・習字が寺子屋式に行われていましたが、一九三一（昭和六）年、学校兼図書館が設置され檜小学校と命名されました。その後、九療学園（昭和一一年）恵楓学園（昭和一六年）と改称され、児童生徒数は約六〇名、患者教師四名が教えていました。一九四九（昭和二四）年、ようやく学校令に基づき、合志中学校・栄小学校の園内分校設置が認められました。それまでは、所長が卒業証書や修了証書を出しても、それは所内限りのものでした。

生徒数は、一九五四（昭和二九）年には、七五名を超えました（ちなみに同年の入園者数は一六二八人）が、一九七一（昭和四六）年には小学校の在校生がいなくなり、一九七六（昭和五一）年には中学校在校生もゼロとなり休校、やがて廃校となりました。廃校までに一六八名の卒業生が巣立ちました。

本校からの派遣教員だけでなく、療養者も、補助教員として教壇に立ちました。派遣教員が教壇に立つときは、白い予防衣と帽子をかぶり、マスクをつけ、ゴム長靴を着用していました。教員は、授業終了後、毎日入浴して帰宅する習慣でした。

さらに、高校進学を希望する者は、岡山県の長島愛生園内に唯一設置された、岡山県立邑久高校の新良田教室に進学するほかありませんでした（新良田教室は、一九五五（昭和三〇）年九月に開校し、一九八七（昭和六二）年三月に閉校になっています）。つまり、それまでは、高校に進学する機会も与えられず、新良田教室設置後も、希望する地域で就学する機会をも奪われていました。

一九九六（平成八）年五月一〇日、いこいの丘公園となりました。

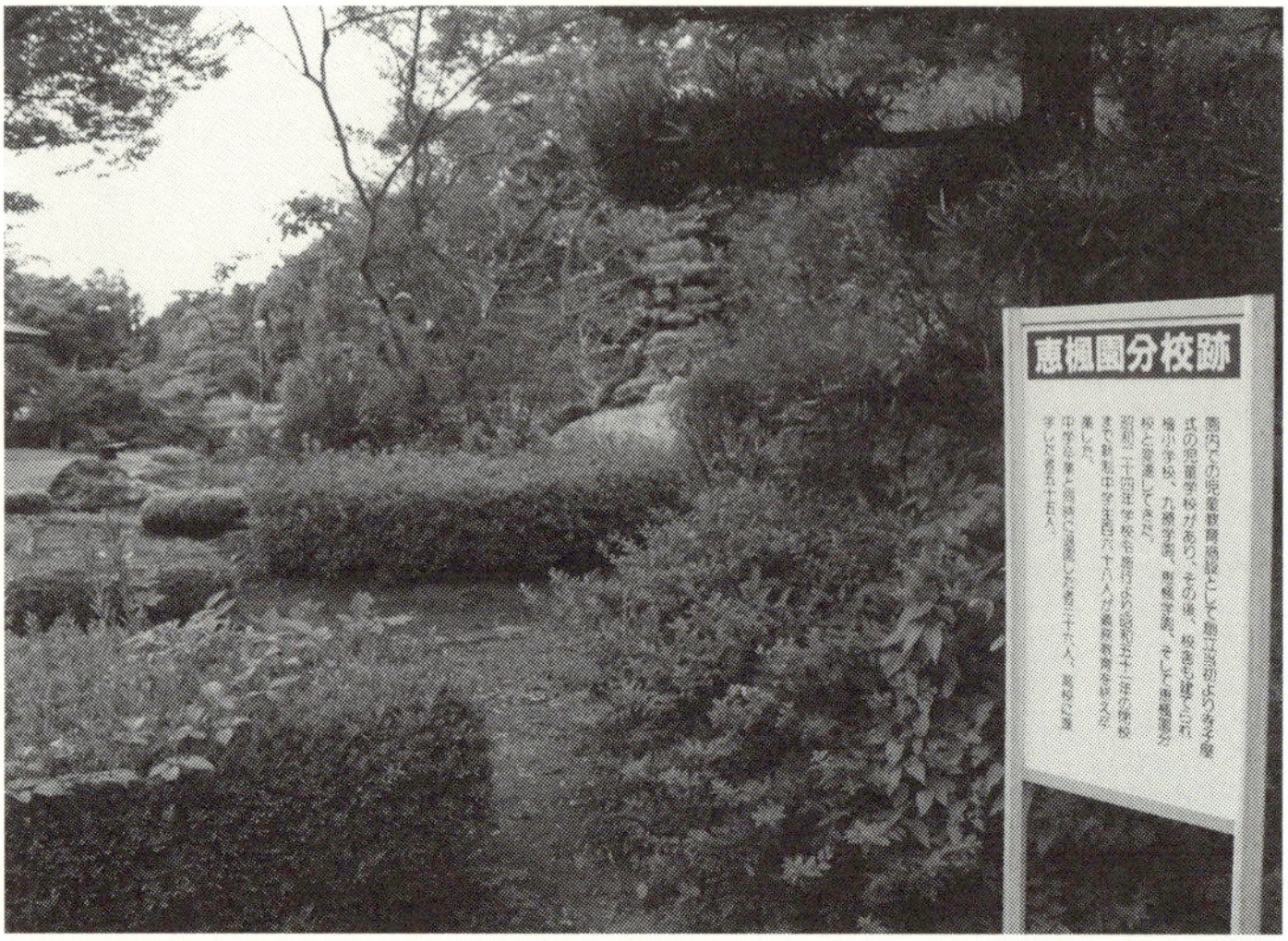

今は公園となった分校跡

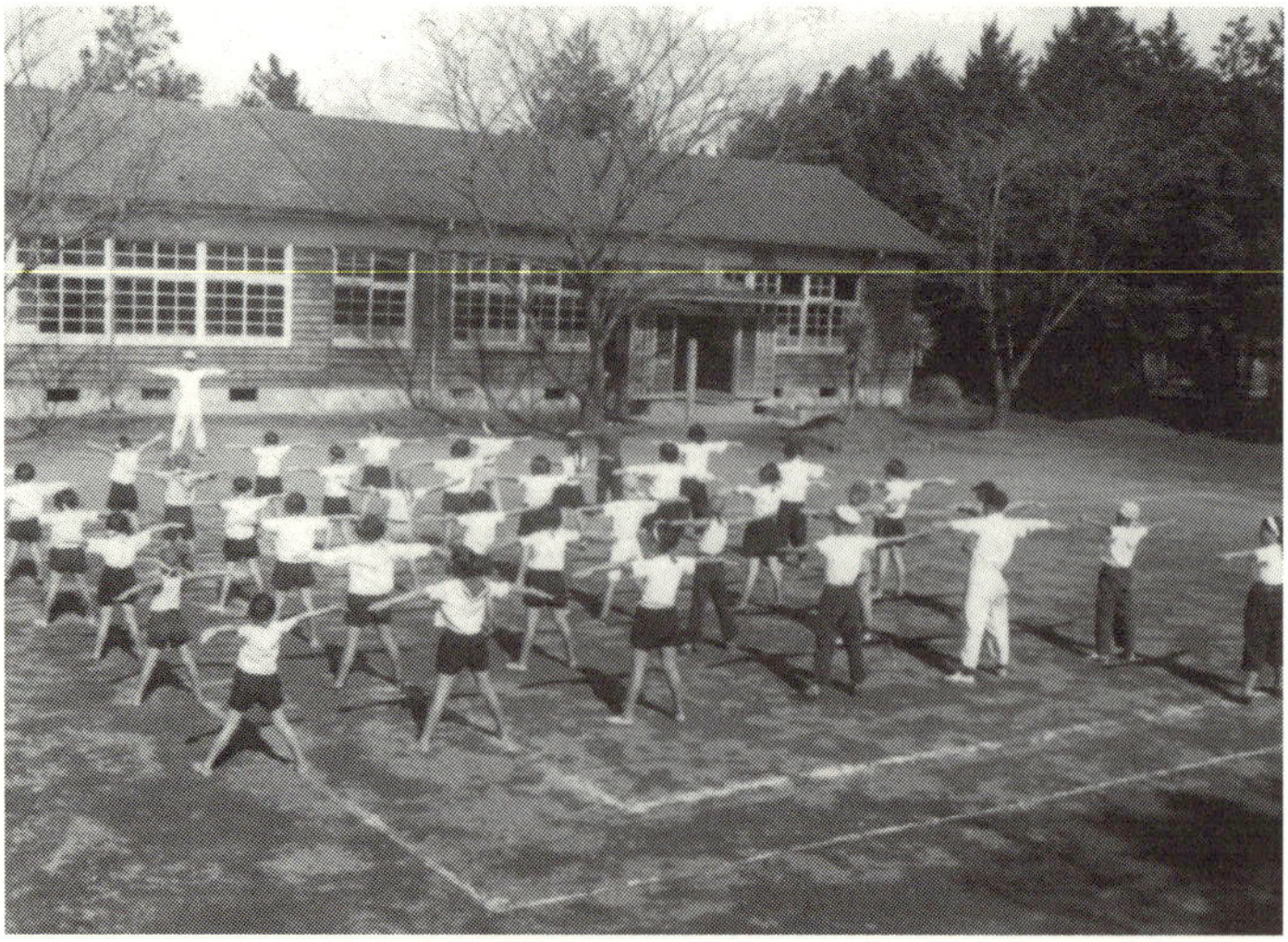
分校の子どもたちの体育の授業

23　火葬場跡

一九二〇（大正九）年、檜の森の片隅に火葬場が設置されました。強制収容された患者の遺体は、故郷に帰ることもなく、園内で荼毘（だび）にふされました。また、この作業自体も、三人の療養者による患者作業により行われていました。檜山の中にひっそりと設置された火葬場には、誰も寄り付かず、また火葬作業はなかなか引き受け手がありませんでした。国の主張するような「精神慰安」として、火葬作業を引き受ける者など誰一人いなかったのです。

一九六〇（昭和三五）年、自治会の粘り強い交渉の末、ようやくこの作業が廃止され、外部の火葬場へ委託されることとなりました。それまでの火葬作業は、実に四〇年にわたり患者自身の手で行われ、遺体運搬は、一九六二（昭和三七）年四月にようやく園側に作業返還を果たしました。終生を隔離施設で過ごすしかなかった在園者は、療友に看取られるほかなかったのです。

一九八三（昭和五八）年一〇月、鎮魂のレクイエムとして、「やすらぎの碑」と記した記念碑が建てられました。建立したのは、園ではなく自治会でした。

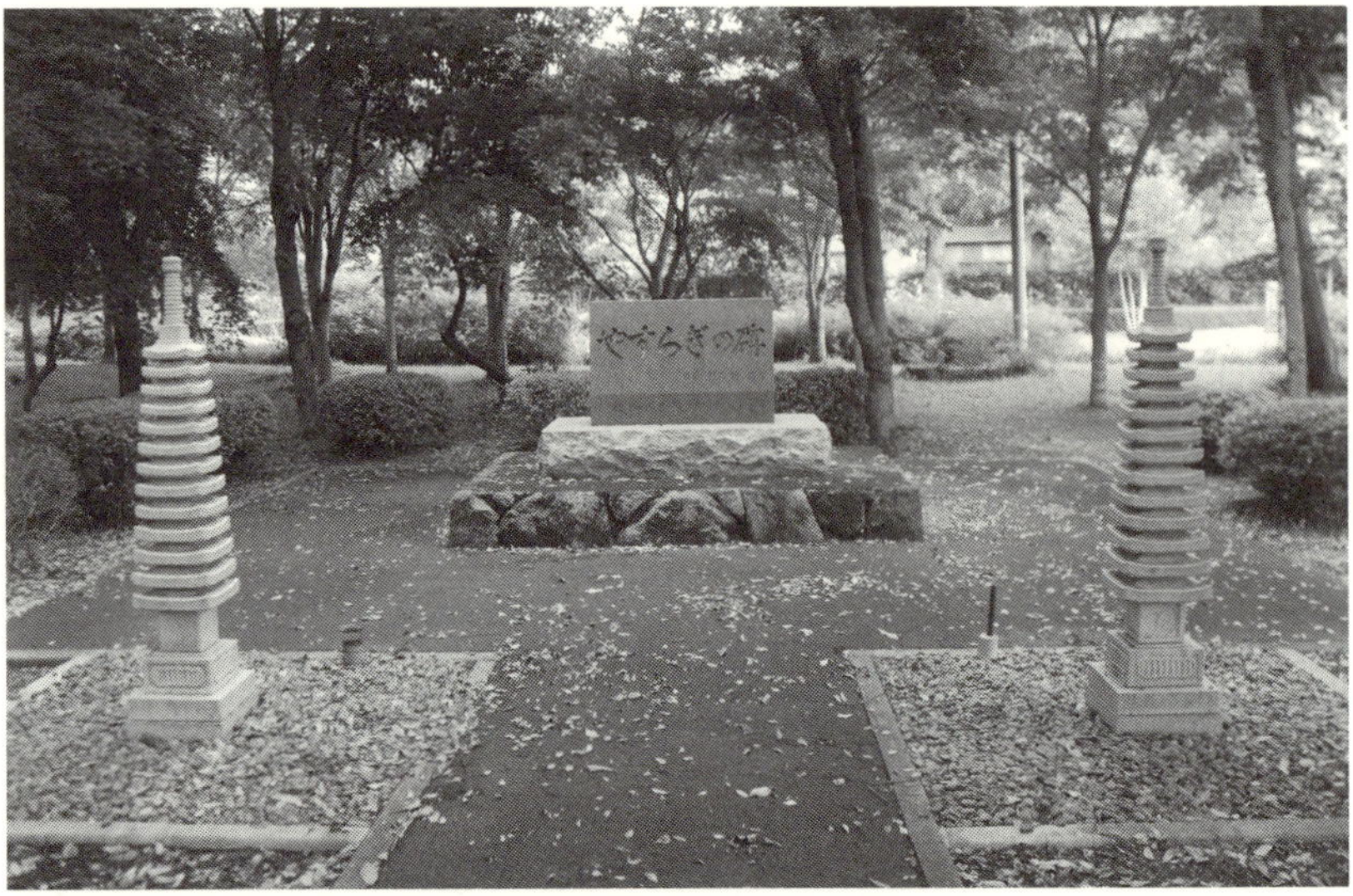

火葬場跡につくられたやすらぎの碑

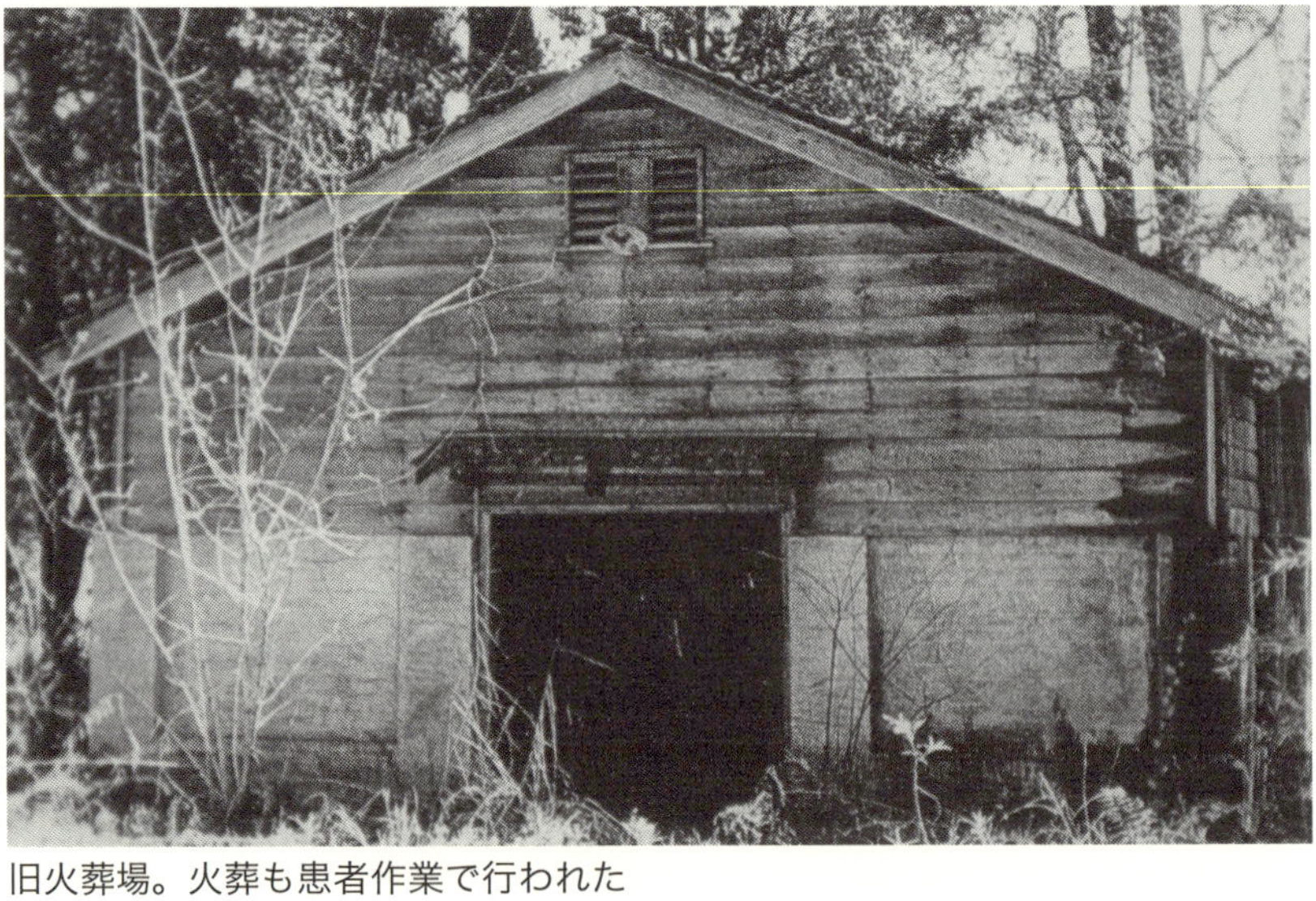

旧火葬場。火葬も患者作業で行われた

24　やすらぎの鐘

恵楓園に早くに造られた一五三畳敷きの礼拝堂は、宗教施設としてだけでなく集会所、学習所としても役割を果たしました。礼拝堂は一九九一（平成三）年の台風で損壊し、代わって鐘楼が建てられ、一九九五（平成七）年には落成式が執り行われました。礼拝堂の鐘はこちらに移されました。

この鐘は西本願寺から贈られた梵鐘でした。二〇〇一（平成一三）年のＮＨＫ年末恒例の番組「ゆく年くる年」で鳴らされ全国に紹介されたのはこの鐘です。

この鐘は、老朽化で「引退」、電動式の新しい鐘が二〇〇二（平成一四）年、入所者の募金等であつらえられ、同年八月には時の県知事も出席して撞始式が執り行われました。旧梵鐘はやすらぎ会館の中に安置されています。

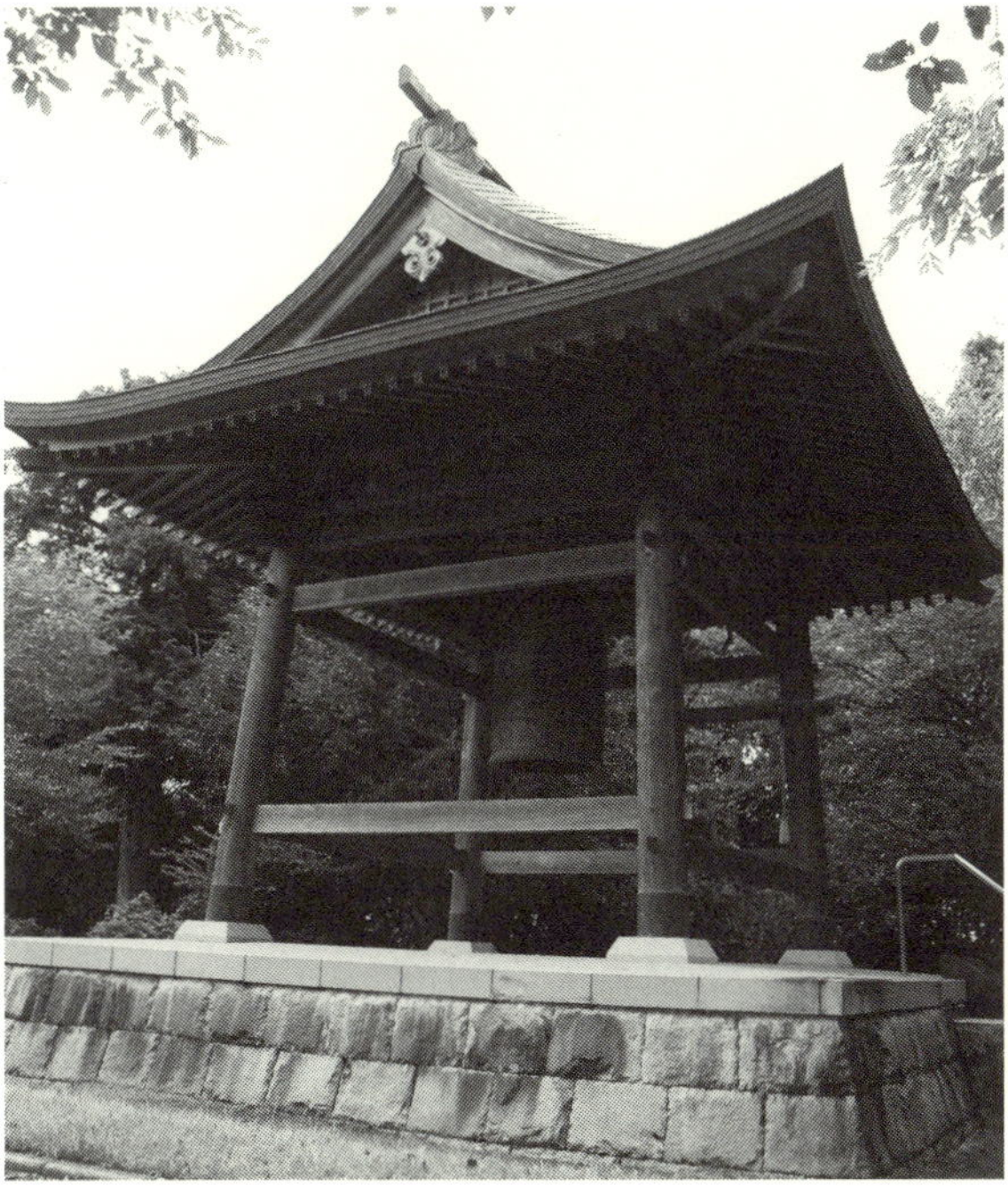

やすらぎの鐘

25　文化会館

一九九四（平成六）年に完成した文化活動の拠点です。

生涯隔離を余儀なくされた入所者は、療養所の発足とともに様々な英知で旺盛な文化活動を行いました。それは数少ない娯楽でもあり、精神的なよりどころでもありました。一番初期の「文化活動」は、開園早々に病室でおこなわれた蓄音器演奏だったといわれます。なかでも文芸、俳句、短歌、詩等ではすぐれた先達を生み出しました。自ら楽しむための歌舞伎、新劇、オーケストラなども一時期つくられ、楽しみが少ない入所者を励ましました。しかし、施設の面では多くのグループが活動の拠点をもたず、空き部屋を転々としながら活動を続けました。文化会館という活動の拠点を得たのは開所から実に八五年後のことでした。

現在、活動を続けているのは、絵画、カメラ、囲碁、将棋、盆栽、書道、詩謡、カラオケなどのサークルです。

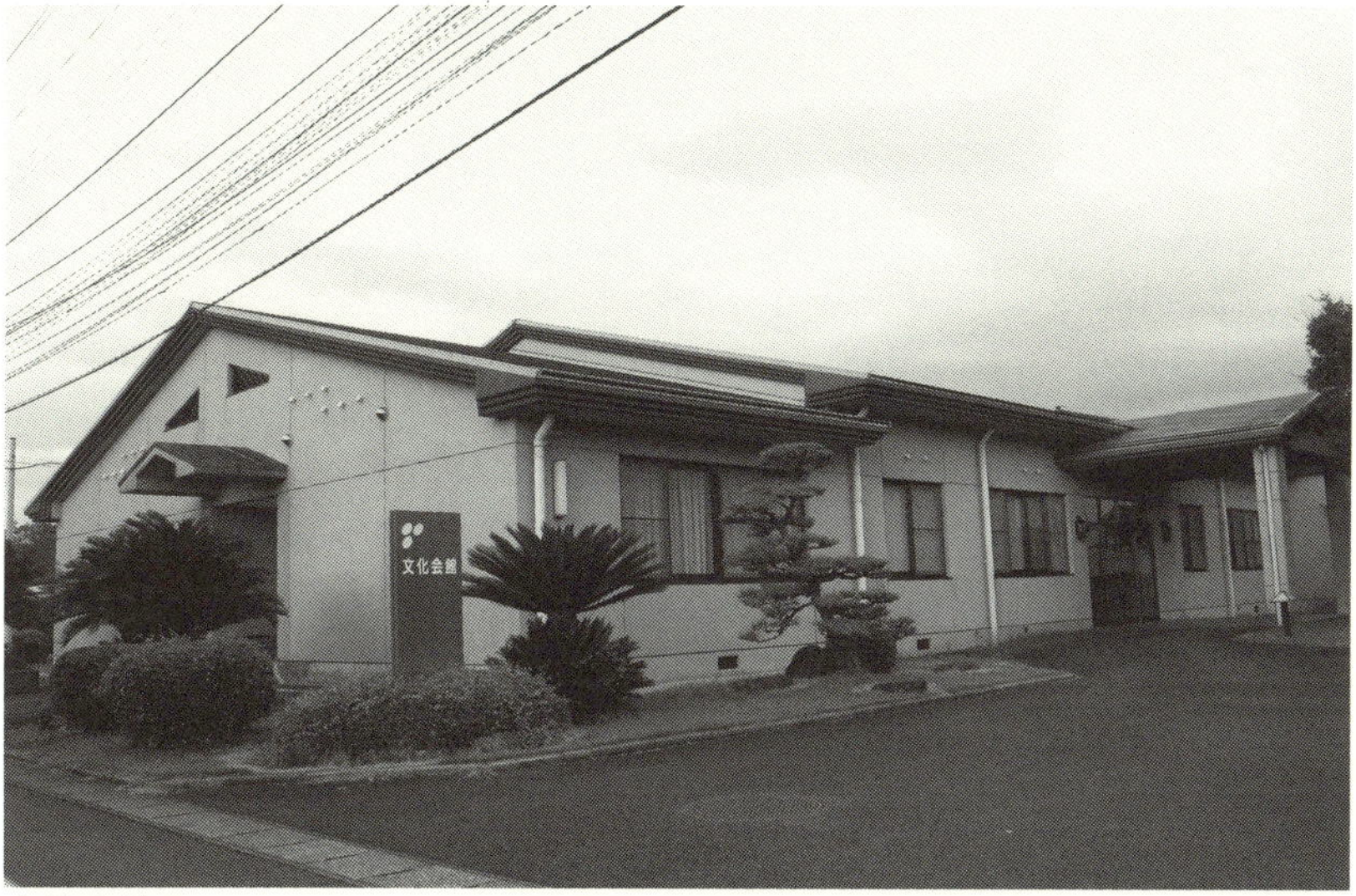

文化会館

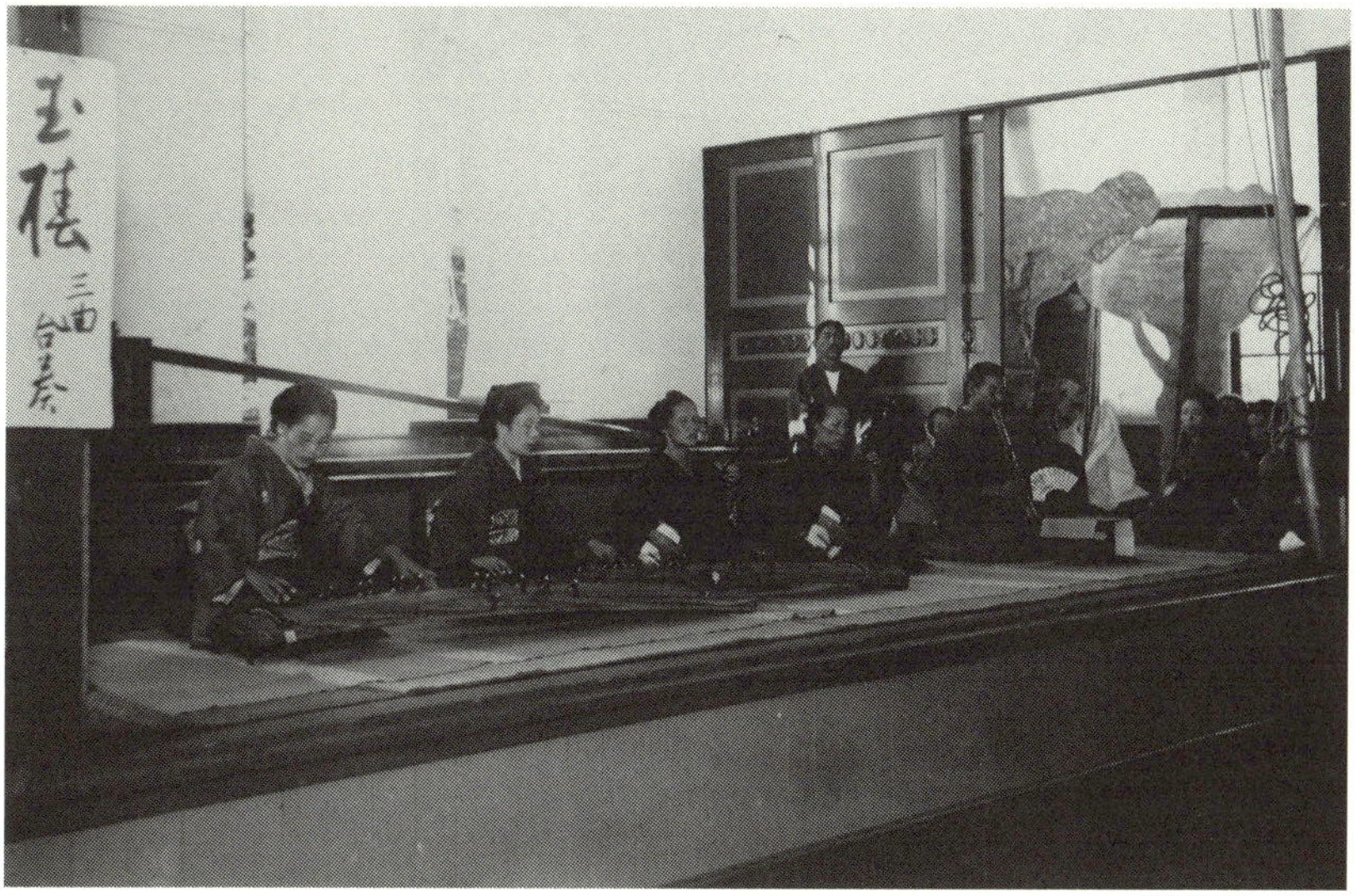

文化活動は活発に行われた

26　盲人会館

現在の盲人会館は一九八五（昭和六〇）年に完成しました。恵楓園の盲人会（杖の友会）は一九五一（昭和二六）年に結成されました。活発な活動をしていましたが会場がなく空き部屋を転々として大変不自由していたそうです。一九五六（昭和三一）年に東京・新橋芸妓組合（明和会）の寄付で明和会館が創られました。さらに一九六一（昭和三六）年には日本ＭＴＬの寄付で増築されました。

現在、盲人会館がある場所は、療養所開設当時の説教所、次に患者自治会、また印刷所であったところです。

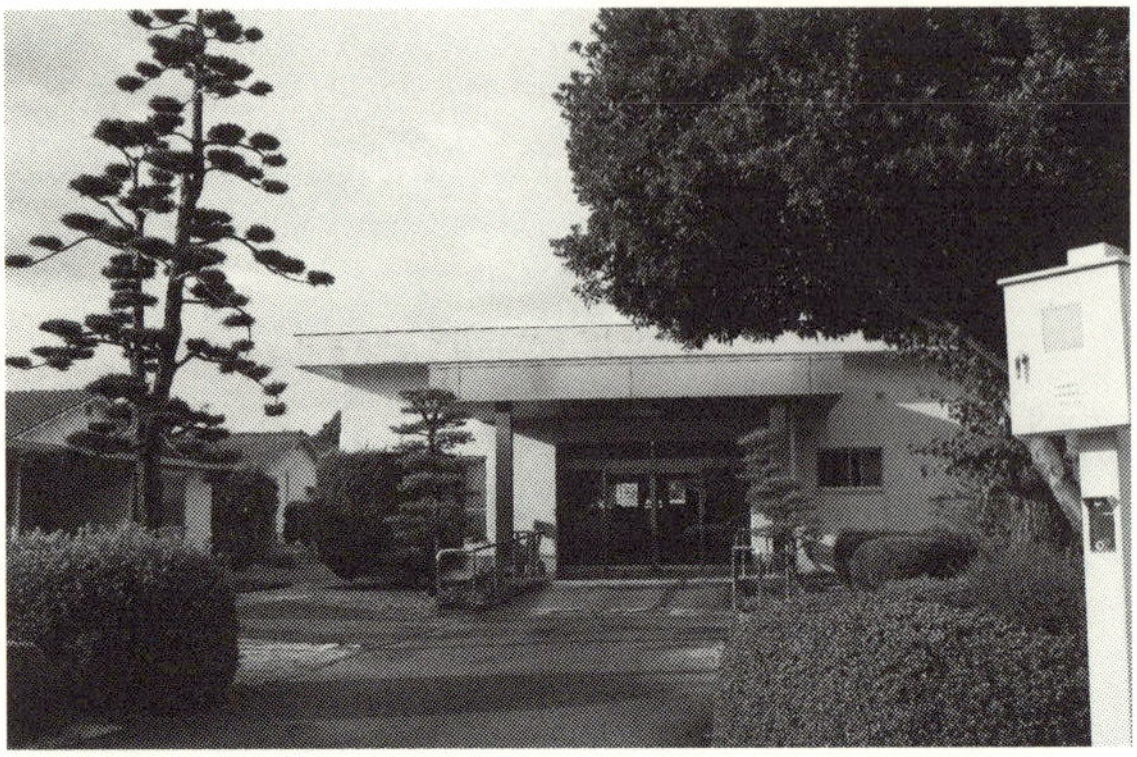

現在の盲人会館

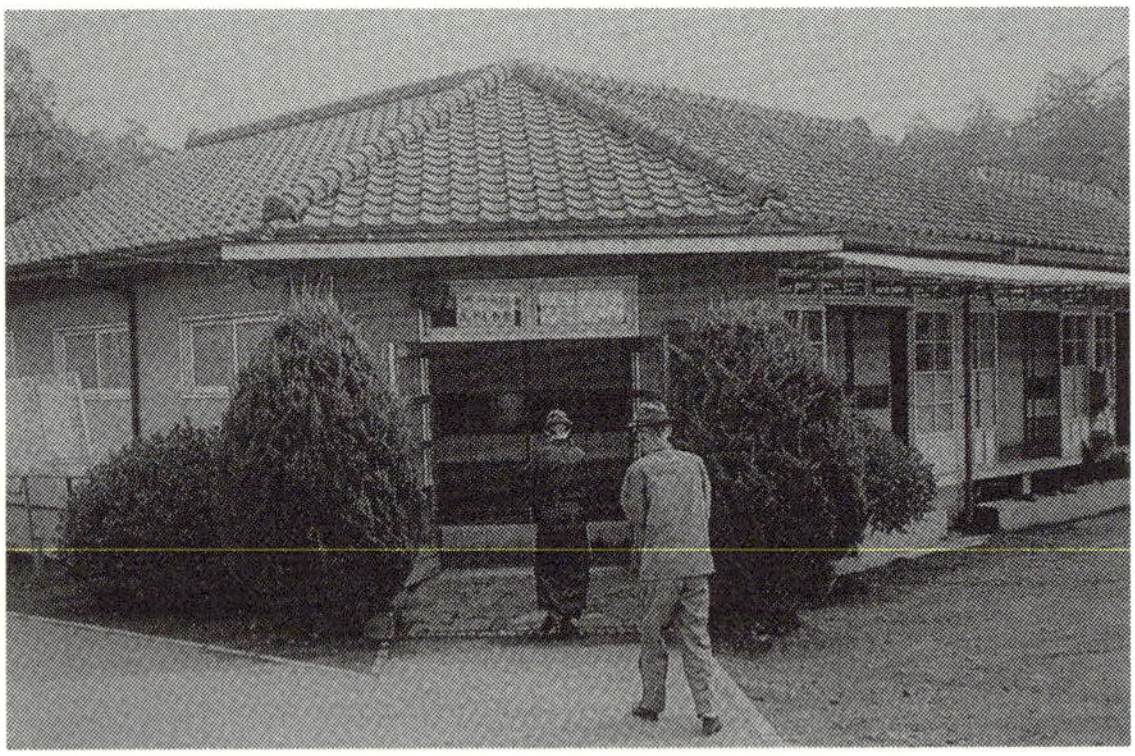

初代の盲人会館

27　売店

今も残る売店ですが、古い歴史があります。一九二六（大正一五）年に患者自治会が発足すると同時に売店譲渡運動が始まったという記録があります。ですから、それ以前から売店があったと思われます。それ以来、自治会活動の一部として売店が運営され、一九二八（昭和三）年からは自治会事業として製品部を設け、豆腐や菓子の製造、一九三四（昭和九）年からは素麺、蒲鉾、天ぷら、もやしの製造も開始。次第に充実していき、益金から日用品の購入費を持たない患者の支援等に力を発揮しました。

一九九五（平成七）年からは入所者の高齢化もあって、自治会購買部を廃止し、スーパーのニコニコ堂に売店の経営を委託しました。しかし入所者の減少に伴い、二〇〇九（平成二一）年からはスーパーが廃止されコンビニが出店しています。その他にいくつかの専門店が出店しており入所者の生活の便宜を図っています。

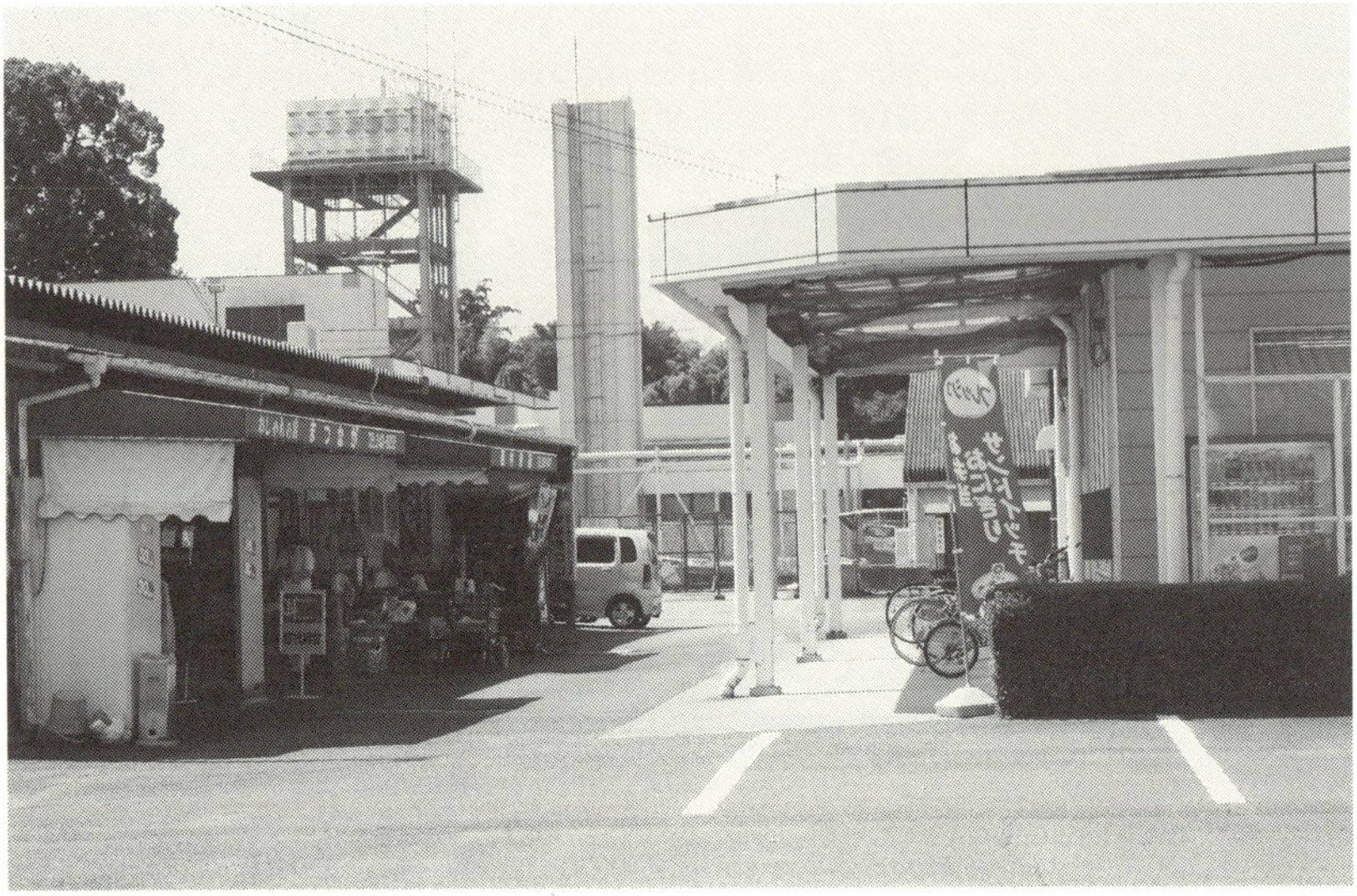

売店は入所者の生活を支える

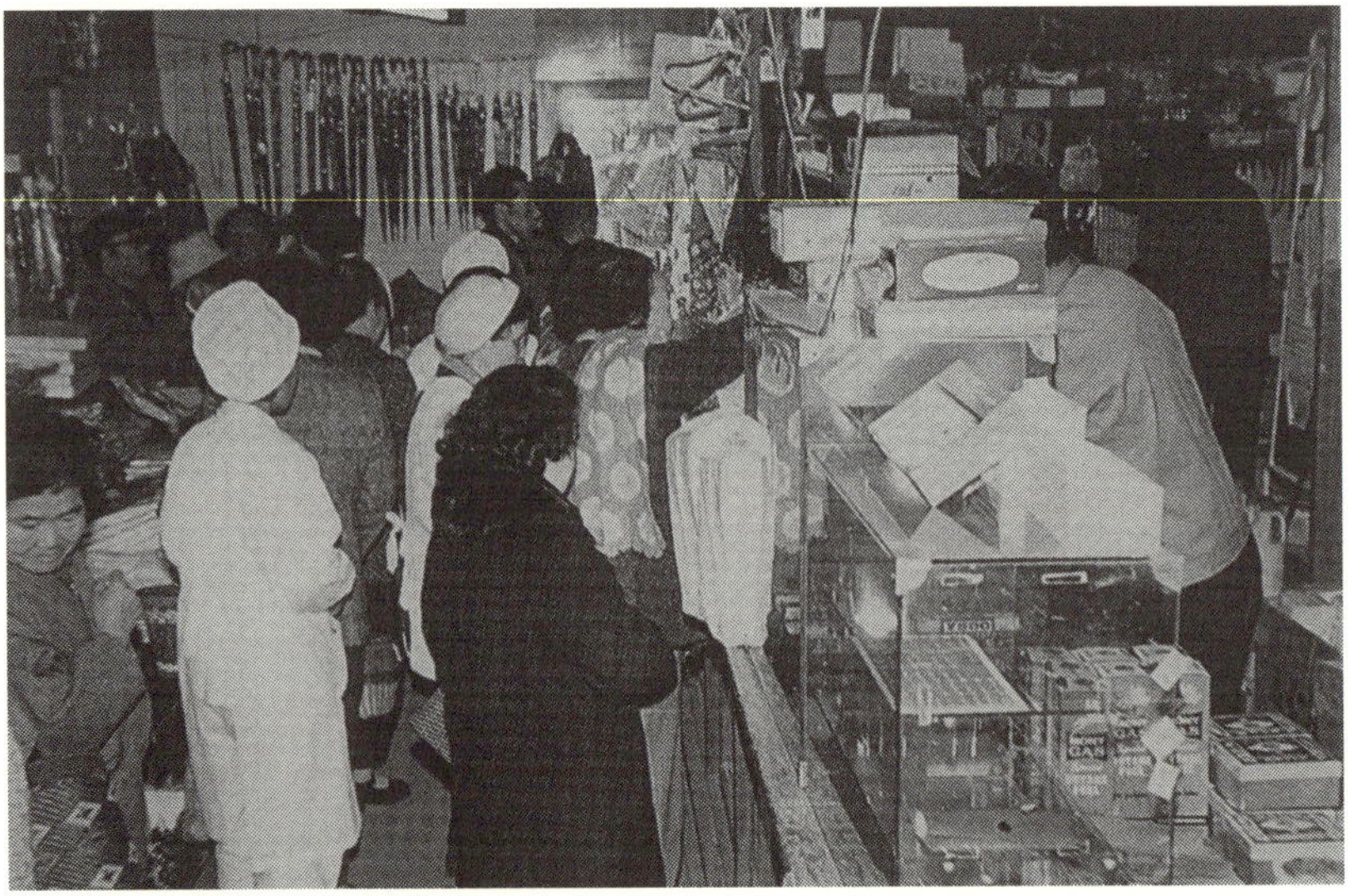

かつての売店風景

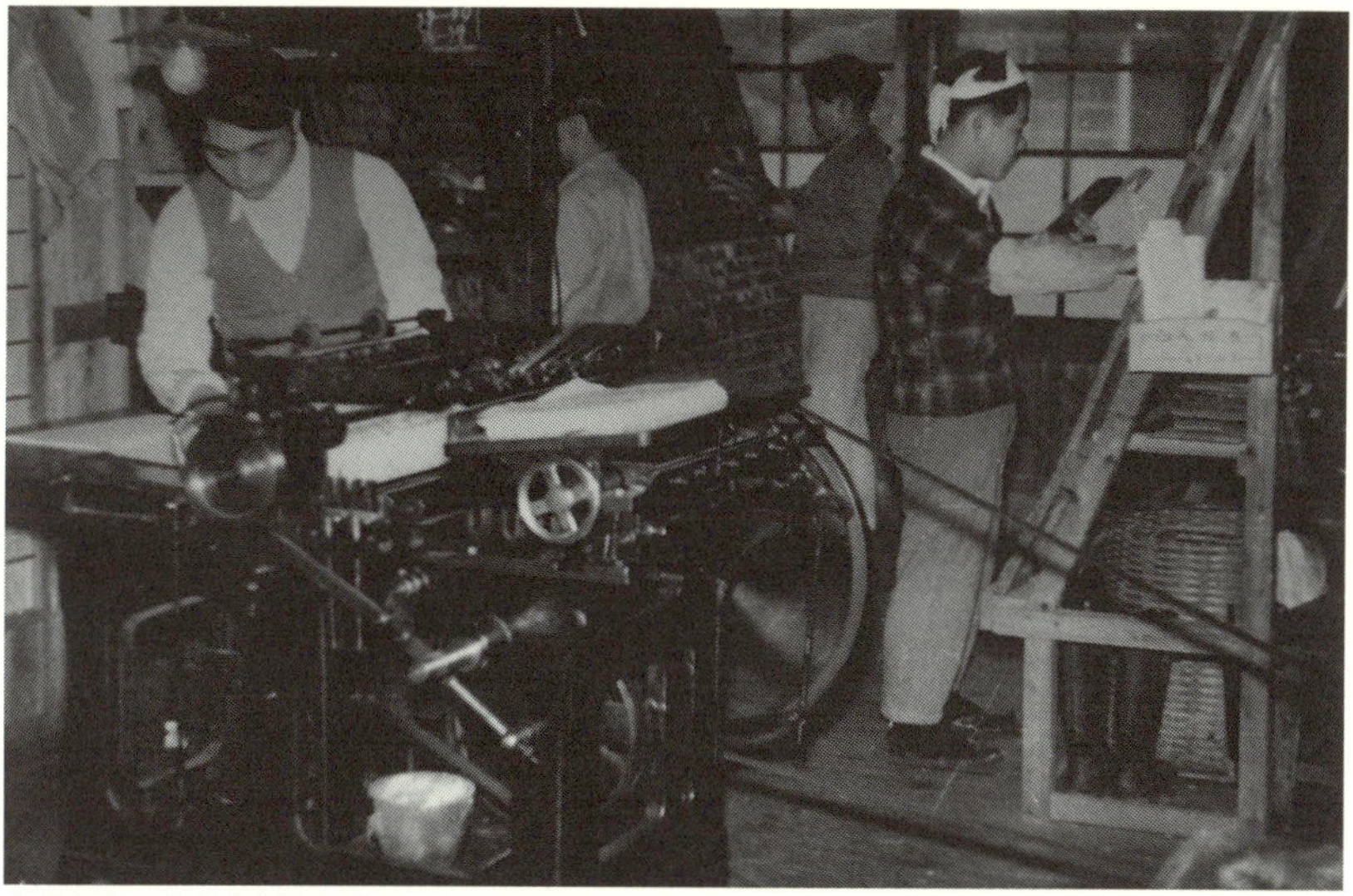
印刷所は文化活動を支えるものであった

28 印刷所跡

現在、盲人会館がある場所にありました。自治会の事業の一つで、昭和五年には中古の活版印刷機を購入して自治会機関誌や文芸誌などの印刷にあたりました。入所者の文化活動を支え続けた事業でした。建物は後に自転車振興会の寄付で自転車のマークが取り付けられていました。

自治会の事業関係では、印刷の他に購買部、農園部、製品部、製茶部、乳牛、養豚、養鶏飼育などがありました。生活のすべての面で入所者の働きがなければ成り立たない療養所でした。なおこれらは、療養所が直接求めた不自由者棟付添いや食事運搬、遺体運搬等の患者作業とは別でした。

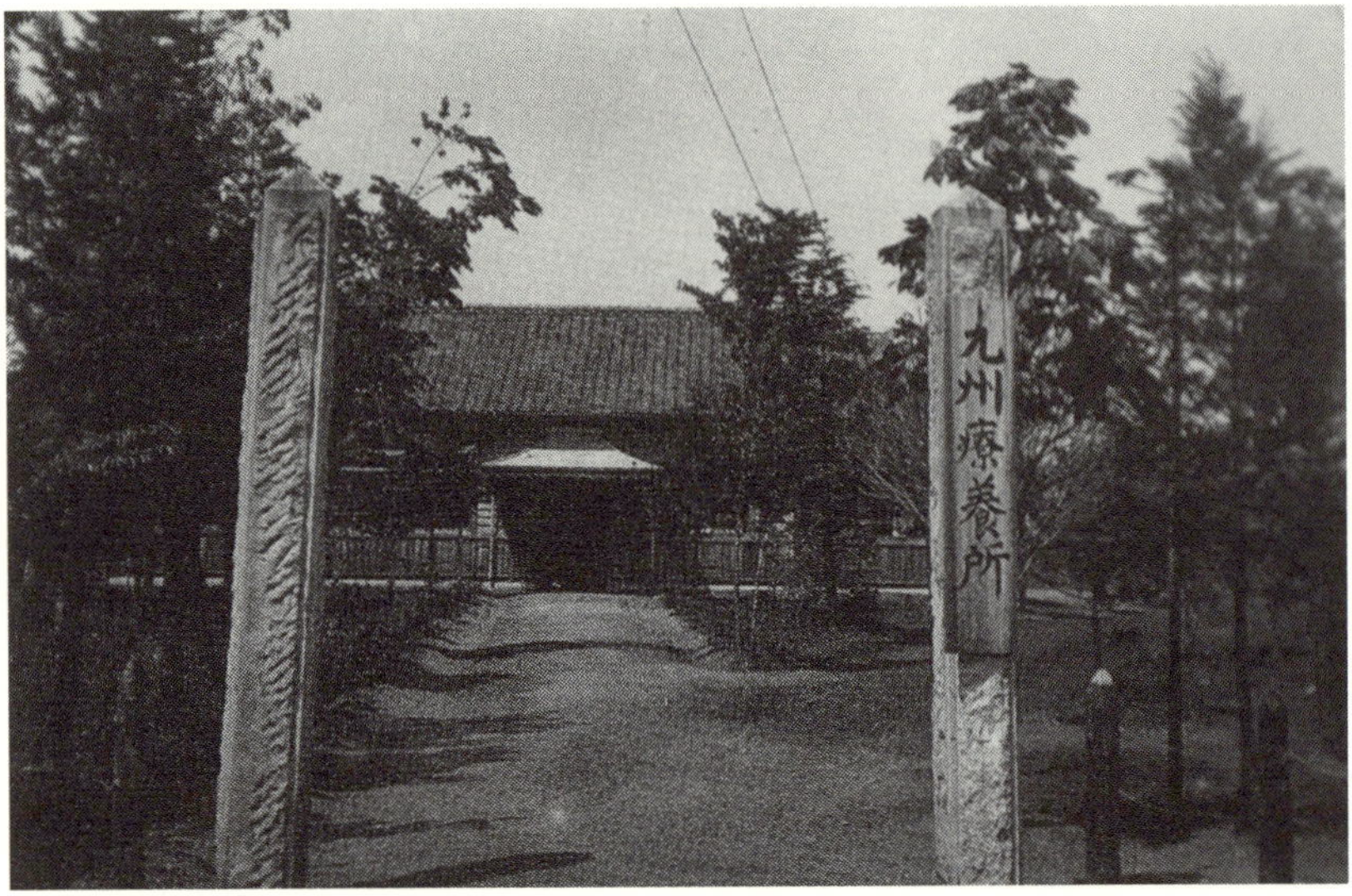

一時収容所は残されていない

29　一時収容所

収容門を入ってまっすぐ進んだ所にあったと言われますが、今は全く痕跡がありません。

強制収容等で恵楓園に到着した患者がとりあえず落ち着くところがこの一時収容所です。

高い塀をめぐらせた療養所、門衛詰め所を通り、隔離門をくぐるともう世間とは隔絶した遠い所に来たという気持ちになったと言われます。

ここでは医師の診察を受けたり聞き取りを受けたりします。

ここでの診察で患者の症状の程度、身体機能の程度を判定します。患者の不自由度が判定され、それに応じた宿舎に配属されます。おおよそ一週間程度、この一時収容所で過ごしたといわれます。

30 旧耕作地跡・公園（竹林、公園、古い耕作地）

恵楓園の敷地内にはいくつもの広い公園や芝生のきれいな土地があります。南側、西側の多くはかつて耕作地だったところです。療養所とは名ばかりで実態は収容施設でした。療養はおろか食糧さえ十分ではなく、入所者は自らクワやツルハシをふるって開墾し畑を作り、家畜を飼い、食料の自給に努めました。戦後の一時期は、菊池水源で炭焼きをして療養所の燃料・暖房にし、芦北地方で製塩し、給食に利用したという記録もあります。

現在、きれいに整備された公園は、実は入所者にとっては決していい思い出のところではないのです。公園の一部に竹林がありますが、ここも患者作業で食料としてタケノコを生産していた名残りです。「筍山係り」という患者作業があったと記録があります。

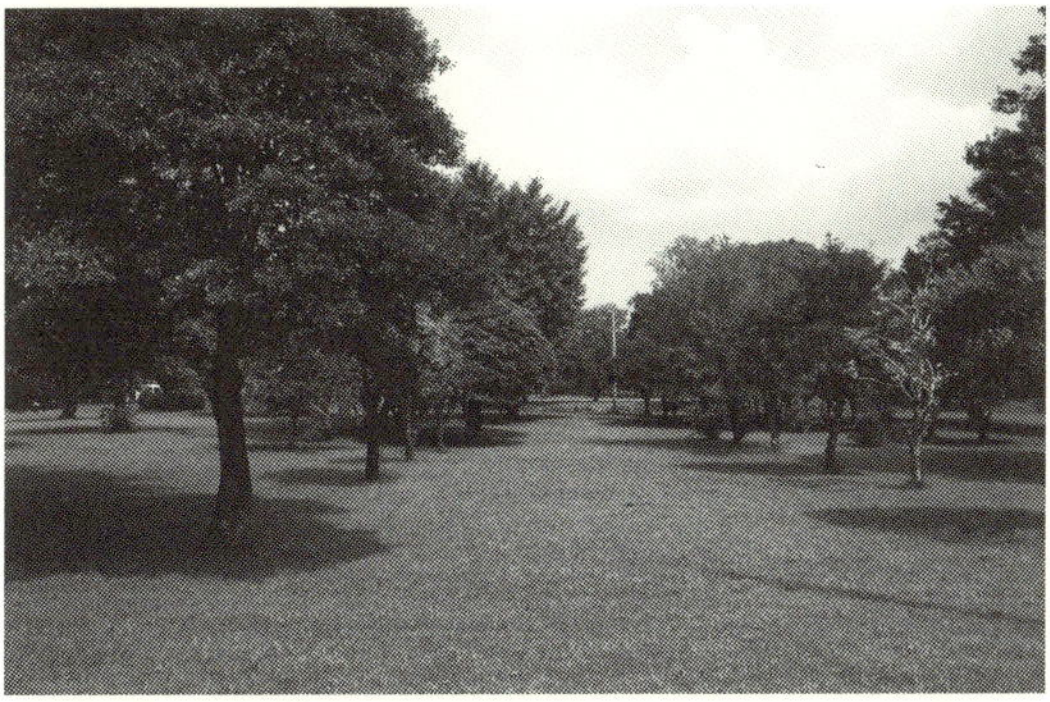

公園として整備された旧耕作地

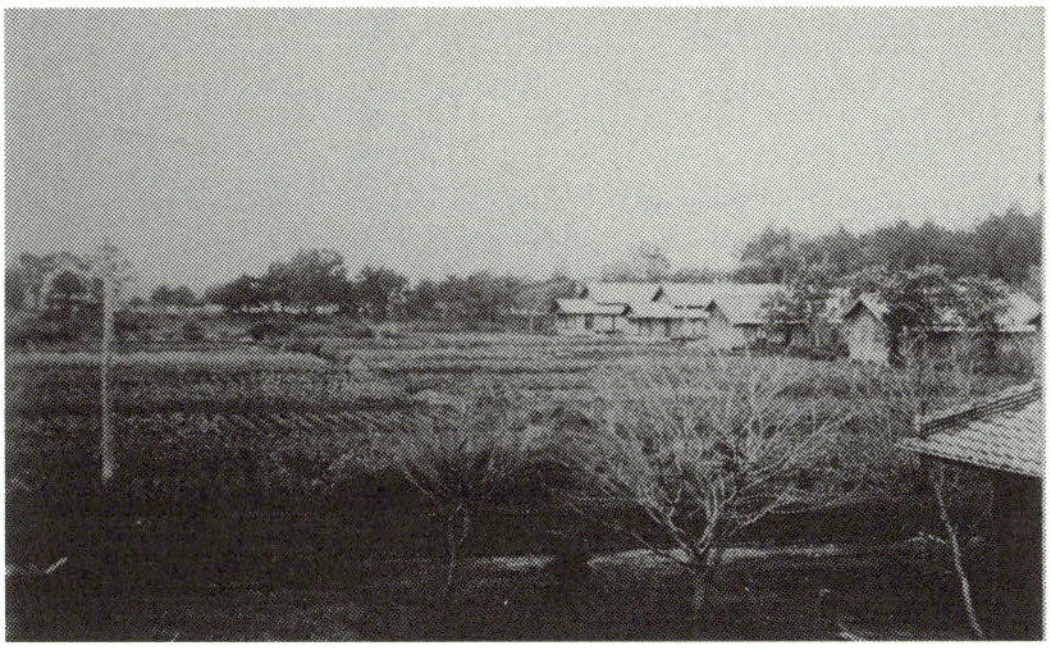

旧耕作地

31　恵楓神社跡

一九三九（昭和一四）年、我が国が中国戦線を拡大しハワイの真珠湾攻撃にいたろうとする風雲急を告げる時期に建設されました。恵楓園では戦時体制を反映し紀元二六〇〇年記念事業委員会がつくられ、合わせて九療報国隊が結成され、この団体が提唱して国旗掲揚台と合わせ恵楓神社が建設されました。この時期、日本の植民地だった韓国・小鹿島の療養所でもソロクト神社が造られるなど、全国の療養所に光明皇后・天照大神を祭神とする神社が建設され、思想統制の一環とされました。

そのような神社でしたが、療養所の人たちには、村の鎮守に代わる身近な神社でもあり、初詣などをしたものでもありました。

戦後二〜三年後にはＧＨＱの命令で解体され、鳥居だった石の残骸だけが今も残されています。神社本体は、近くの別の場所に移されたとの説もありますが確認されていません。

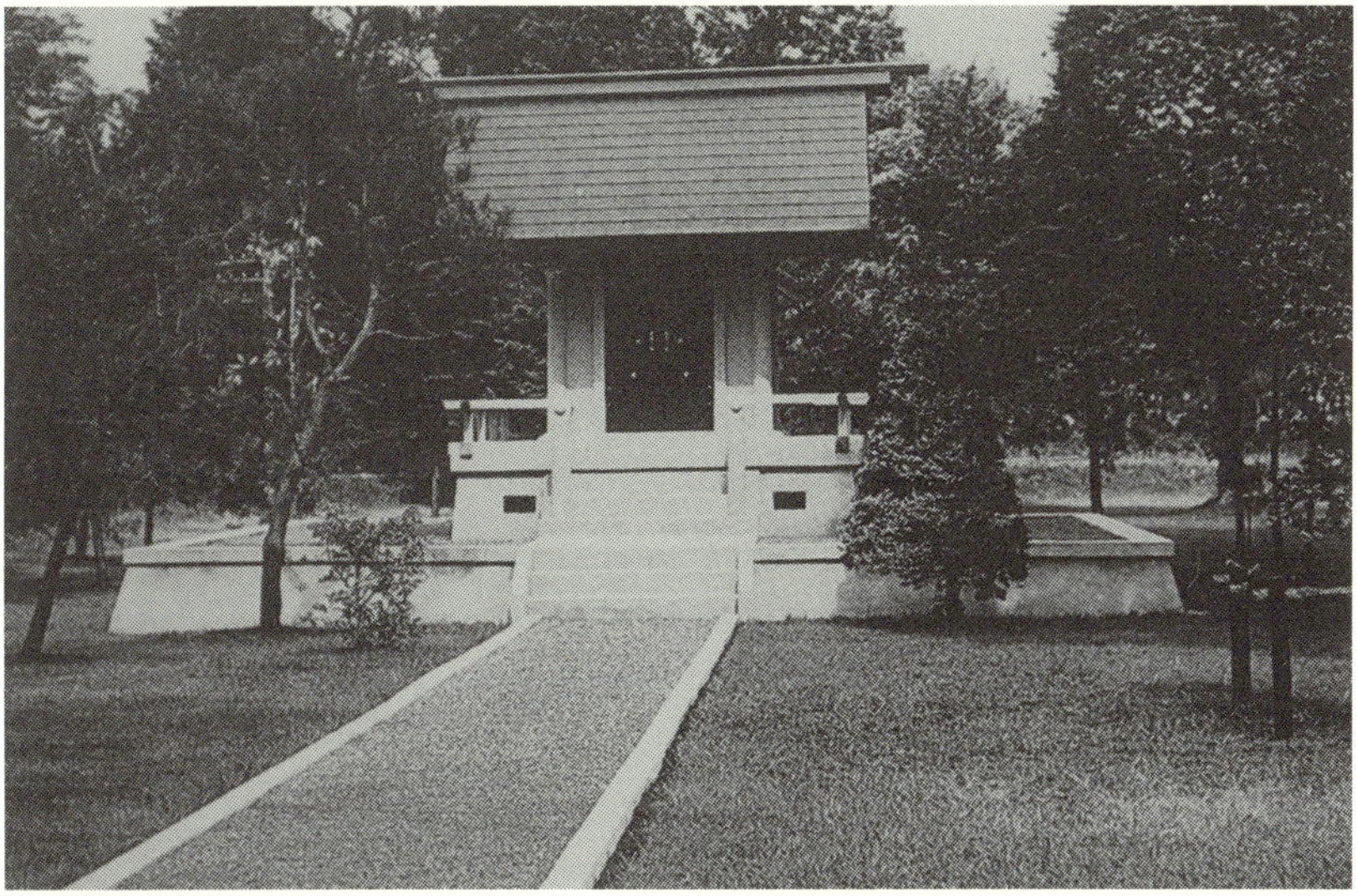

かつての恵楓神社

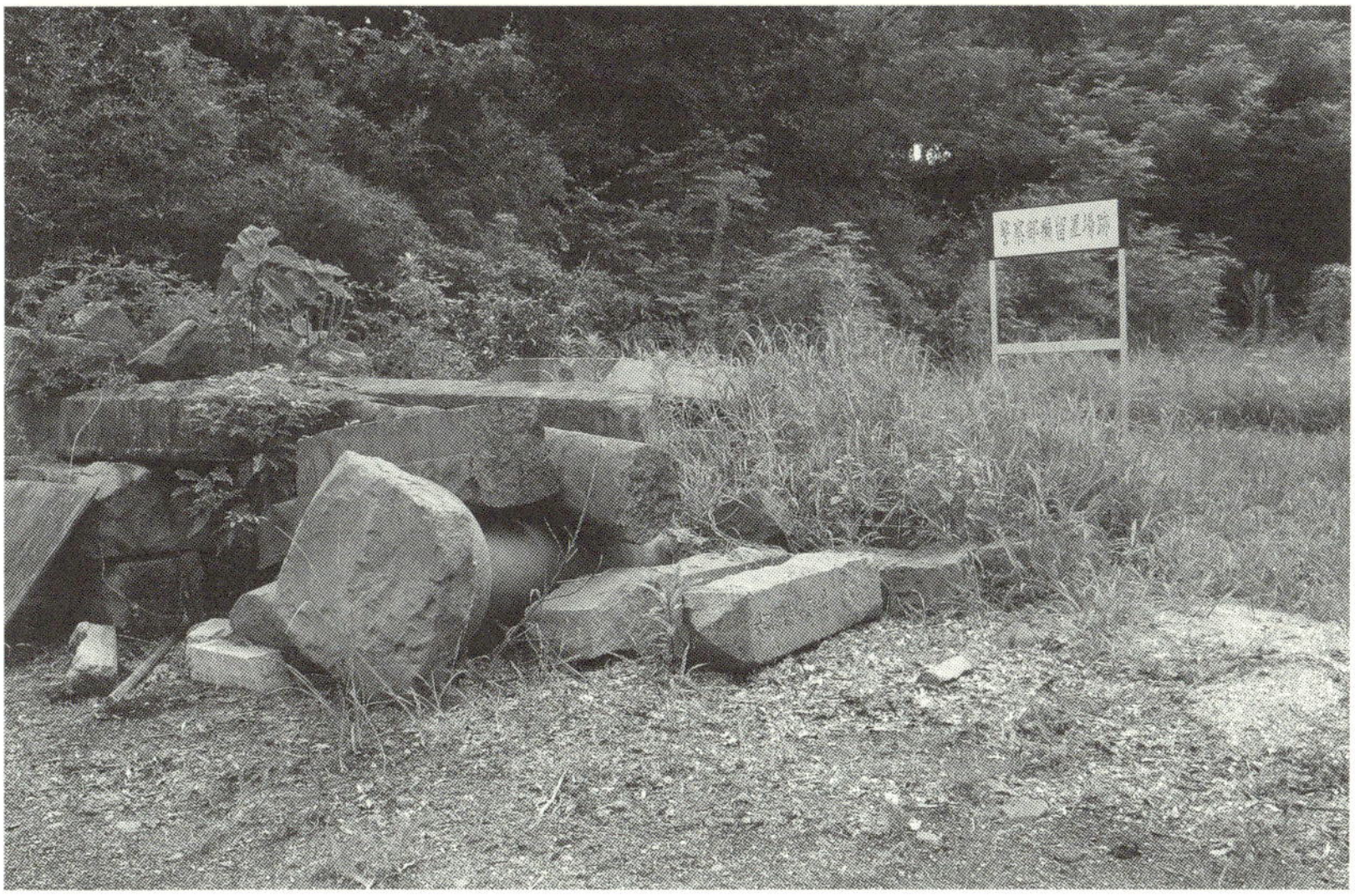

いまは鳥居の残がいが残るだけ

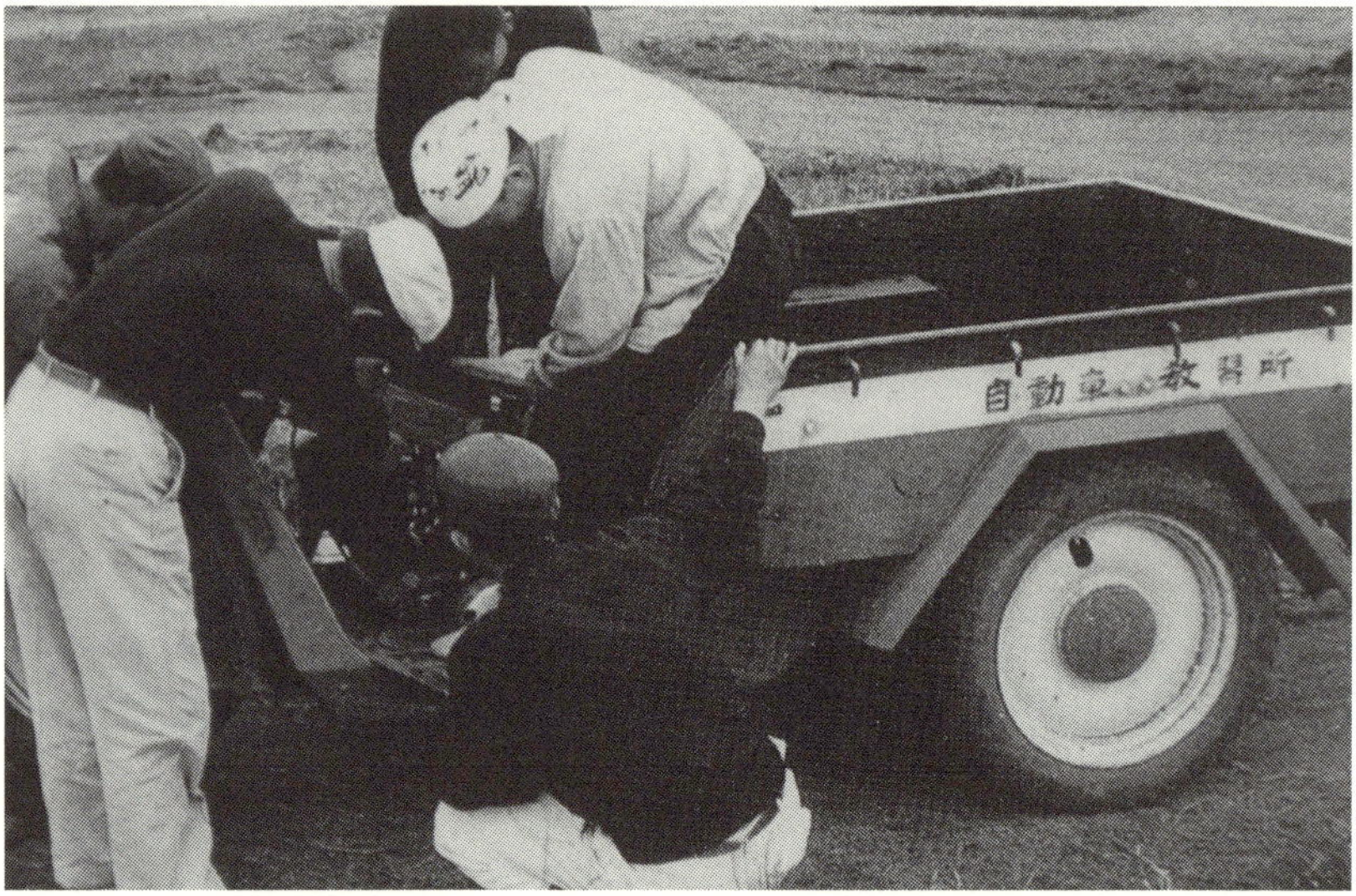

オート三輪の教習風景

32 車庫跡

一九五九（昭和三四）年、恵楓園では、オート三輪講習が開始され、さらに自動車運転講習も行われました。講師は、療養所に入所する前から運転免許証を所持していた在園者でした。病棟から居住棟への入退院者の送り迎え、園内作業の塵運搬、物品配給、糞尿処理のバキュームカー運転手なども、このような免許を取った入所者が行っていました。

ある在園者は、こう語っています。「一〇代に入所して四〇年。実家には以来一度も戻ったことがなく、人生にとって最も若い年齢期をここで過ごしてきたんです。もだえ苦しんだ毎日、正常であれと言うのが無理です。自動車講習はぼくらが最初の口で、自分なりに技術習得も通信教育で勉強してきたんです。でも、それは社会復帰に備えたものではなく、人間としての生き甲斐が欲しかったんです」と。

跡地には理・美容棟が建てられました。

33　理容・美容

入所者も理容・美容の必要性が出ます。しかし、これらは患者作業として行われてきました。入所者の中にはそれらの職人もいましたが、いない場合は比較的器用な者がその任にあたりました。みな同じような髪形になるのはやむを得なかったのです。最高時の入所者は一七〇〇人とあるから大変な作業量でした。

恵楓園では一九七一（昭和四六）年四月に「作業返還」の記録があります。この時から理容やパーマが患者作業から解放され、技術を持った職員がおこなっています。今では理容・美容室での調髪とともに重症者・高齢者には出張のサービスもあります。

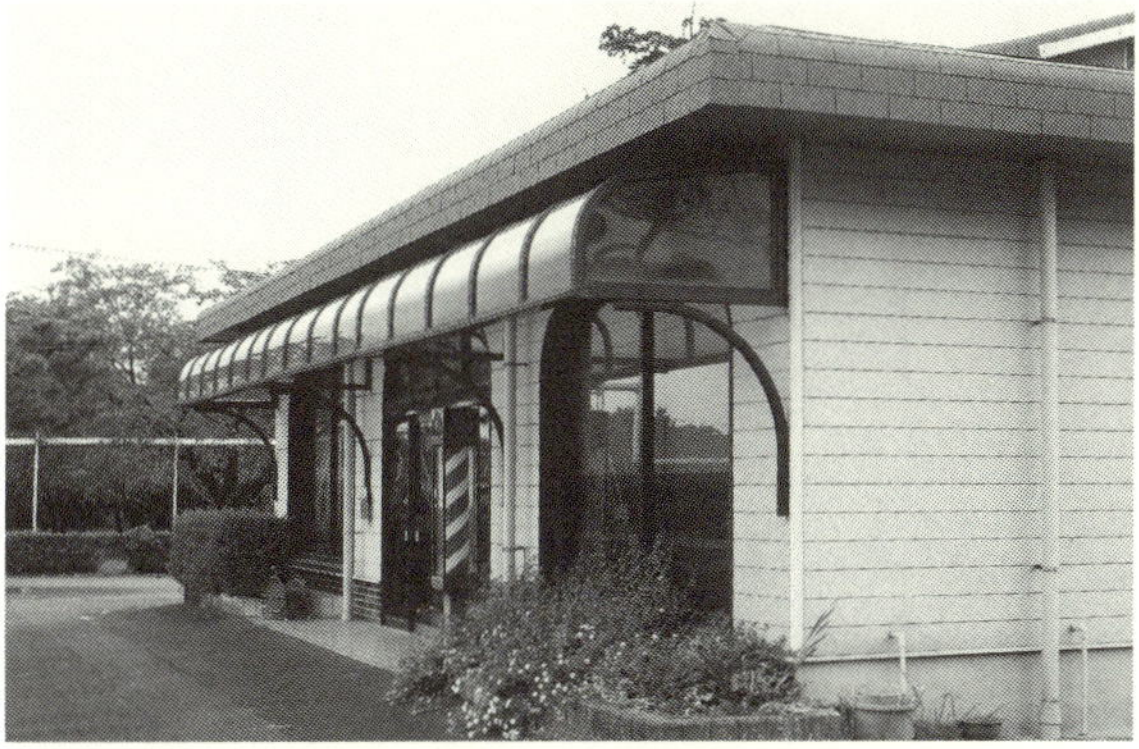

現在の理容・美容室（1985＝昭和60年竣工）

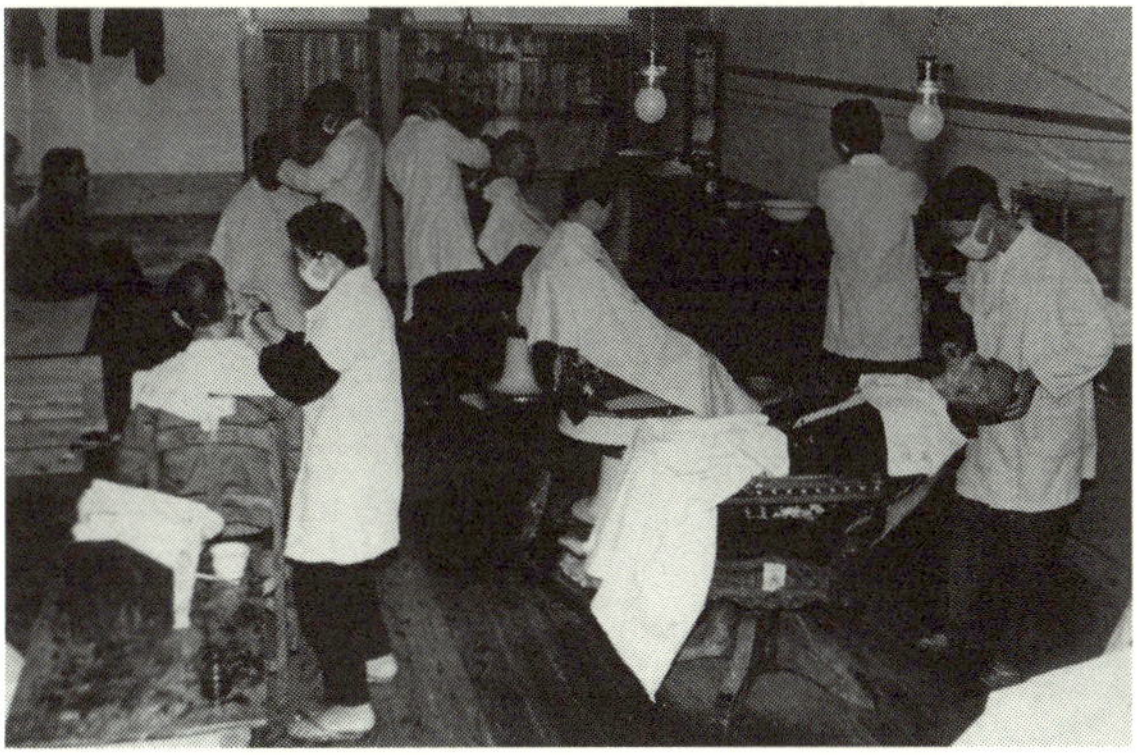

かつての理容室風景

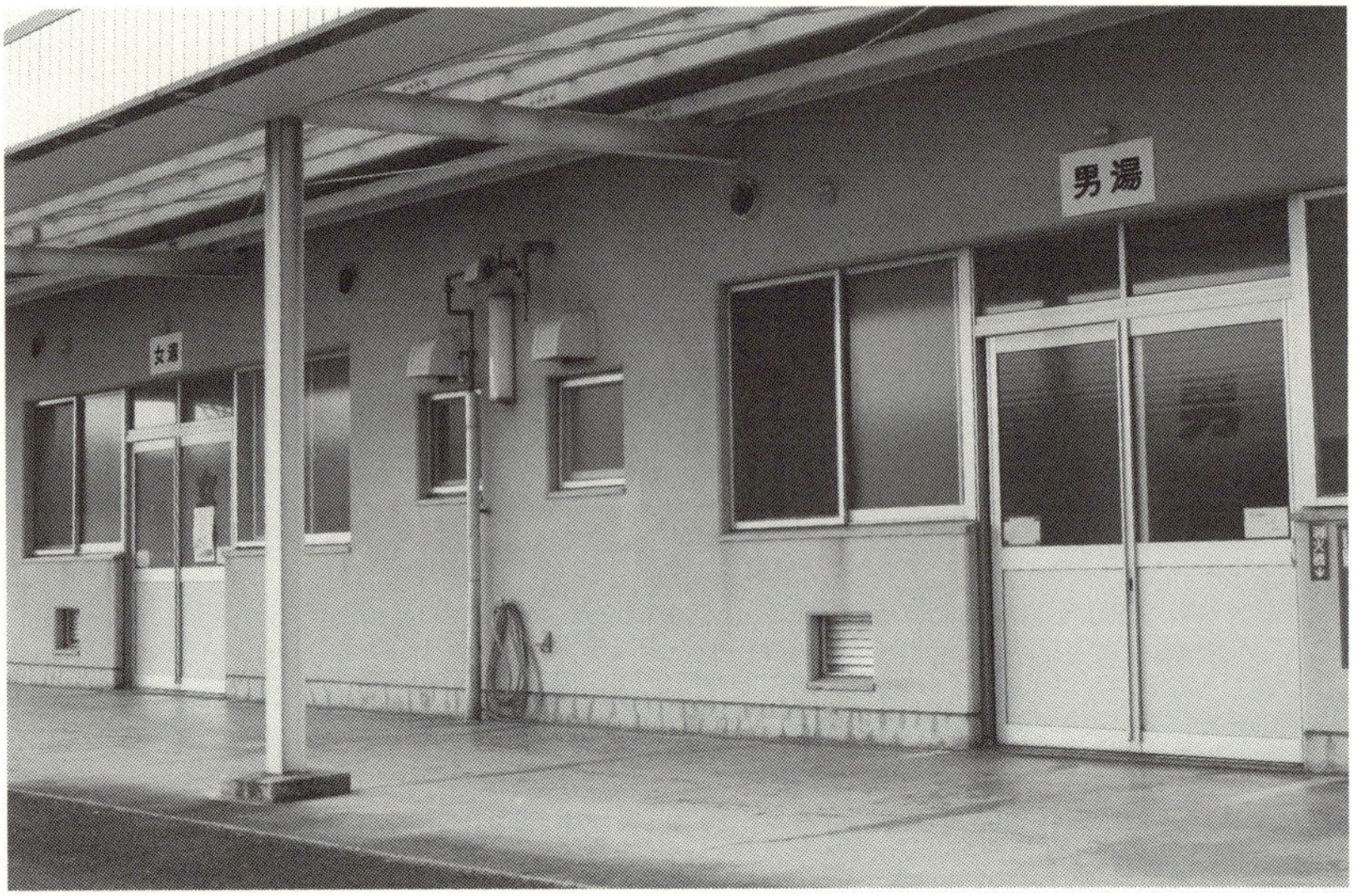

共同浴場（東地区）

34　共同浴場

よく見られる「男湯」「女湯」の表示があります。共同浴場です。居住棟の各部屋には今でも備え付けの浴室はありません。入所者によっては物置の狭い空間を利用して小さな浴槽を設置したり、シャワーの設備を個人的に作ったりしている人もいます。それ以外の入所者は共同浴場を利用します。しかし、利用時間が限られており、汗をかいたり汚れたからといっていつでも入れるわけではありません。それに、個人設置の狭い浴室では介護を要する入浴は困難です。

全国の療養所はほぼ同じ基準ですが、唯一、草津温泉に近い栗生楽泉園には園内に温泉があります。温泉療養のために他の療養所から一時的に楽泉園に転園した例もあります。

（東浴場は一九八四＝昭和五九年竣工）

35　ゲートボール場、野球場

「終生隔離」を余儀なくされた療養者の方々は、園内に、趣味を見つけるほかありませんでした。当初は、野球・相撲などが活発に行われましたが、在園者たちは、高齢化とともに、運動量の少ないゲートボールを愛好する者が多くなっていきました。現在では、恵楓園だけではなく、他の療養所においても、ゲートボールが広く行われています。ちなみに、『恵楓園創立八〇周年記念誌』には、「昭和三〇年まで隆盛した野球にかわって、現在はゲートボールが盛んである」とあります。

しかし、あくまで入園者らが自発的に趣味としてゲートボールを実施し、かつ親睦団体としてゲートボール会が存在しているにすぎません。すなわち、園が啓蒙活動の一貫として実施しているものではなく、入園者らの趣味が、社会との交流に役立っているにすぎません。園側は、むしろ在園者にその運営を任せきりでした。

例えば、ゲートボール場横に設置されている休憩所は、自治会の好意にて古い居住者棟の材木を使用して、在園者自ら制作したものです。過去、存在していた土俵などが姿を消し、また、野球場が在園者により使用されることがなくなり、代わりにゲートボール場に姿を変えていることこそが、国の終生隔離政策の結果にほかなりません。

ゲートボール場の想い

合志GB協会　齋藤澄男

恵楓園には以前、労働組合の事務連絡などで度々（たびたび）訪れていました。当時運営されていた盆栽センターにも何度か買い物に来ました。その頃、東門から入っていましたが、近くにあるゲートボール場は、木立に囲まれていたせいか全然気付きませんでした。

恵楓園の招待GB大会に参加して初めて知り、環境に恵まれた六面のコートが立派に整備されていたことを覚えています。何と言っても驚いたことは、軽く第一ゲートを通しても玉がコートの外に出ることでした。何回も失敗しました。また会員の方も多く、スティックが整然と並べてあり整理されていました。日頃の練習の有様がうかがえました。

協会の月例大会で「天馬」と当ると初めから負けと決めこみ、全く相手になりません。天馬チームの技術と作戦の巧みさに感心するばかりでした。その強さは、園と自治会の細やかな支えと、会員の方々がひとりひとりの力を認め合い全員で束ね合った日頃の練習で培われているのだと想いました。

合志GB協会にとってありがたかったことは、恵楓園のコートを自治会と園の方々が、心よく使用を承諾して下さったことです。雨男と自認されていた故村上会長が恵楓園コートになってから一度も中止したことがないと喜ばれていました。また、自治会の好意で放送施設も整備されました。試合の運営に大変助かっています。

それからゲートボールの交流を通しながら、ハンセン病問題基本法の理解や園の施設の活用が広まり、市民との開かれた交流が活発になることを願っています。

（原文のママ）

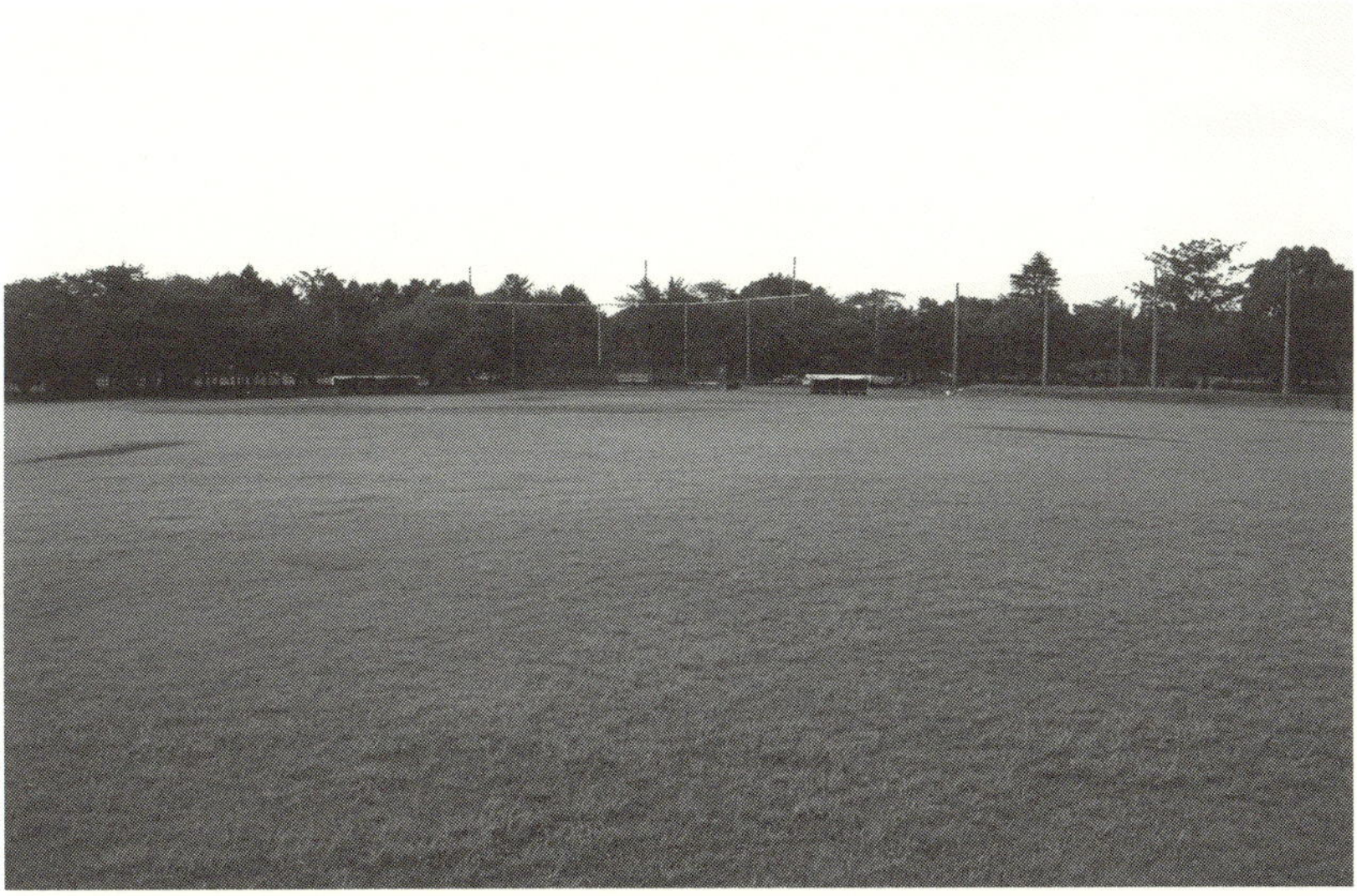

野球場

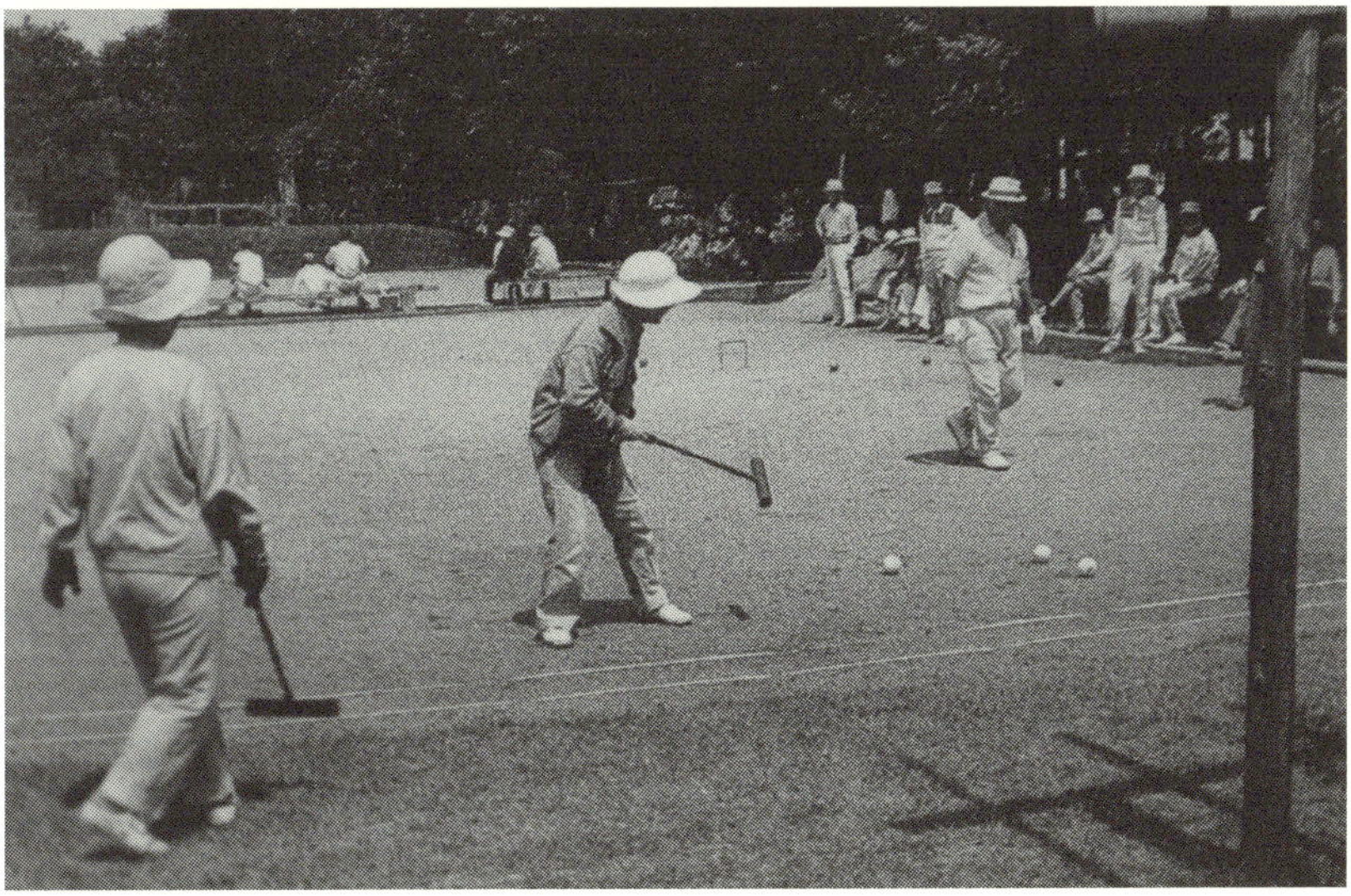

ゲートボール場

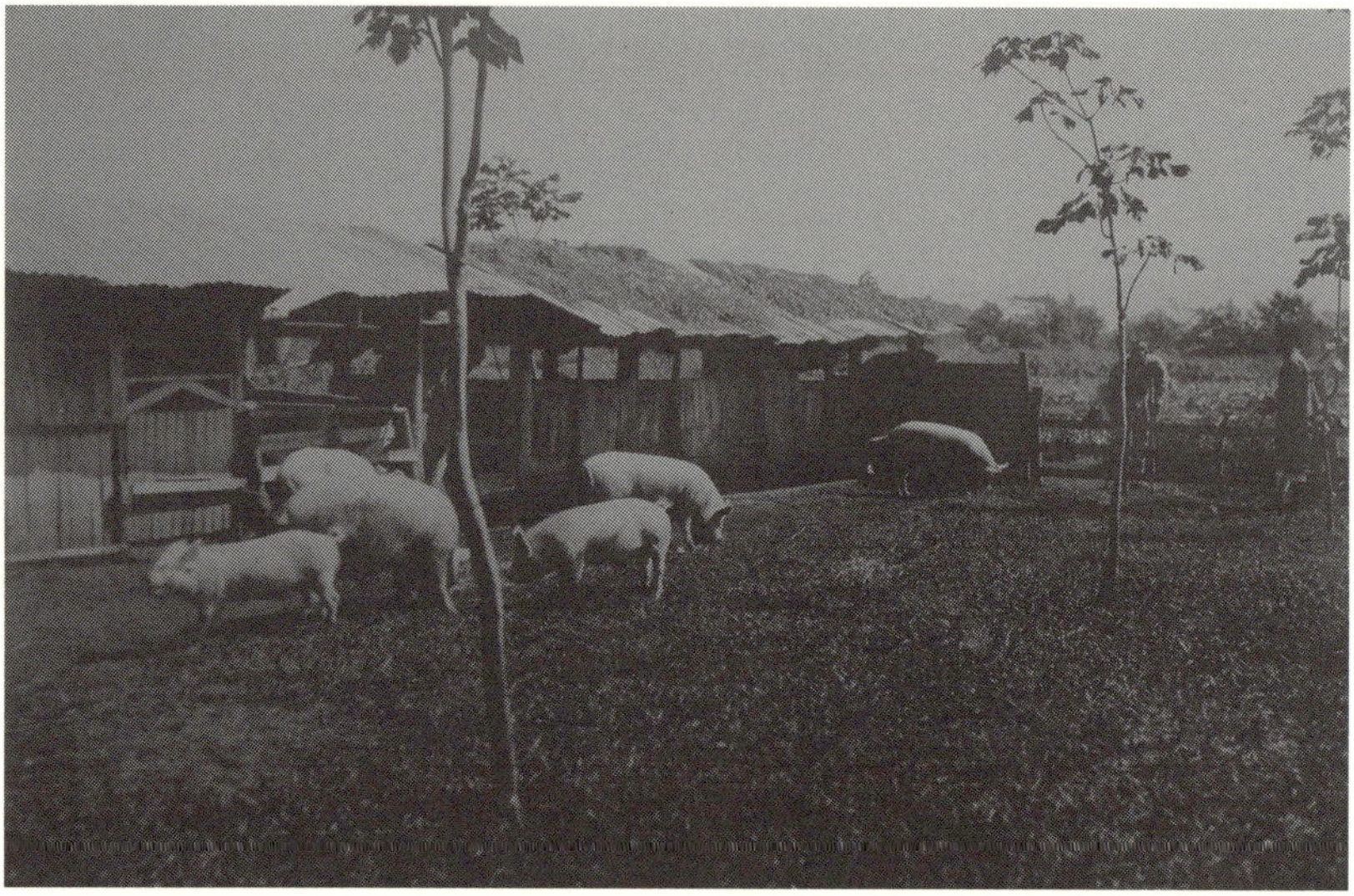

かつての養豚場

36　養豚場跡

一九二六（大正一五）年六月に結成された自治会（当初は「時光会」と呼ばれていた）は、その年の七月から養豚を始めました。当初は四頭でしたが、一九三〇（昭和五）年には三六頭になり、一九三六（昭和一一）年には豚舎を二舎新築し、翌一二年の屠殺数は、年間七五頭にも達しました。

終戦までは、ほとんど自家用に屠殺していましたが、戦後は、頭数を増やして外部にも出荷するまでになっていました。しかし、一九七四（昭和四九）年、労働力不足により養豚場は閉鎖されました。現在は残っていません。

第II部　菊池恵楓園が経験した事件

❖ハンセン病国賠訴訟

一九九八（平成一〇）年七月、菊池恵楓園と星塚敬愛園（鹿児島県）の入所者一三人が熊本地方裁判所に、国のハンセン病政策を憲法違反として損害賠償を求めた裁判（西日本訴訟）。一九九九（平成一一）年二月には、多磨全生園（東京都）と栗生楽泉園（群馬県）の入所者二一人が東京地裁に提訴（東日本訴訟）。同年七月には邑久光明園（岡山県）と長島愛生園（岡山県）の入所者一一人が岡山地裁に提訴（瀬戸内訴訟）しました。

その後、あいついで全国の療養所から三か所の裁判所に追加提訴しました。最終的には原告は入所者の過半数を超える入所者ぐるみの裁判になっていきました。

この裁判をきっかけに全国でハンセン病政策に関する国民の関心が高くなり、各地に訴訟支援や入所者と心を通わすグループが誕生、一九九九（平成一一）年六月には訴訟支援の全国連絡会も結成されました。熊本では、裁判の節目節目に大規模の集会が開かれました。判決前夜に白川公園で開かれた「判決前夜集会」はその最大のもので、約二〇〇〇人が結集しました。

二〇〇一（平成一三）年五月一一日、熊本地裁で判決が言い渡されました。「国の隔離政策は憲法違反」とし、国は入所者に「回復しがたい人生被害を与えた」と認定しました。原告側の国（厚生大臣＝当時）及び国会議員に対する全面的な勝訴でした。二三日、時の小泉純一郎首相は控訴を断念、二五日に判決は確定しました。これに伴い厚生労働大臣の謝罪、国会の謝罪決議等があいつぎました。

熊本地裁の判決確定に伴い、東京地裁、岡山地裁は次々に熊本判決と同様の内容で和解しました。

判決の一カ月後、ハンセン病補償法が国会で成立しました。これは裁判によらないものを判決と同様に補償するもので、後に改正されてかつての日本の植民地（韓国、台湾等）で、日本によって強制隔離された被害者にも補償の対象が広げられました。また、厚労省と統一交渉団（原告団、全療協、弁護団）の公式定期協議が開始されました。年末には確認事項について調印が行われました。謝罪のひとつとして国は、全国主要五〇紙に患者・元患者の名誉回復を目的とした謝罪広告を二回にわたって掲載しました。

二〇〇二（平成一四）年五月、統一交渉団は「謝罪」「社会復帰」「在園保障」「真相究明」について統一要求書を提出しました。このような判決後の行動によって「希望者の終生在園保障」「退所者への給与金支払い」「非入所者支援」「検証会議の発足と活動」等多くの成果を得ました。

恒久対策については、療養所の存在が「廃止法」によること（法の壁）、放っておけば高齢化と死亡によって「解決」するという国の立ち枯れ政策（政策の壁）、国民に広がった偏見・差別（差別の壁）によって進展しない状態が続きました。これらを打破するためにハンセン病基本法の制定運動が始まり、全国で九三万人の署名を集めるなど国民の支持を得て、二〇〇八（平成二〇）年六月に成立、二〇〇九（平成二一）年四月から施行されました。この法律を生かすべく、療養所の将来について地方公共団体や地域住民を含めた検討が各地で進められています。

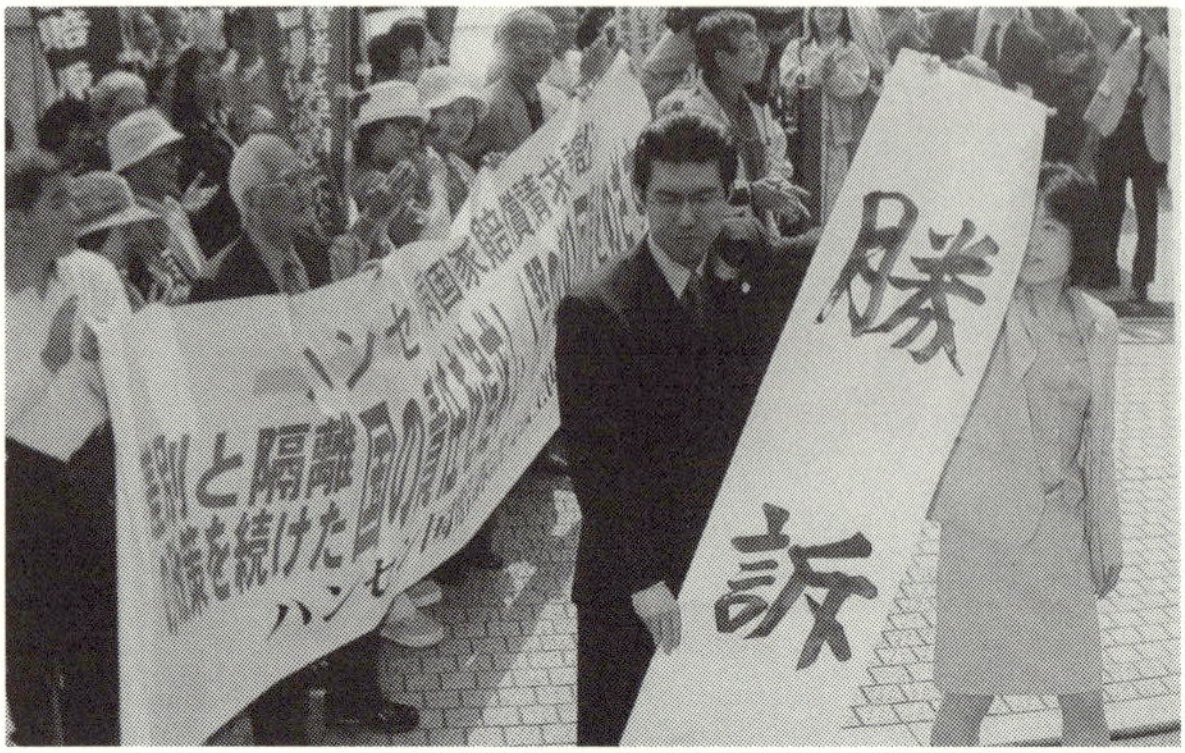

熊本地裁での
勝利判決

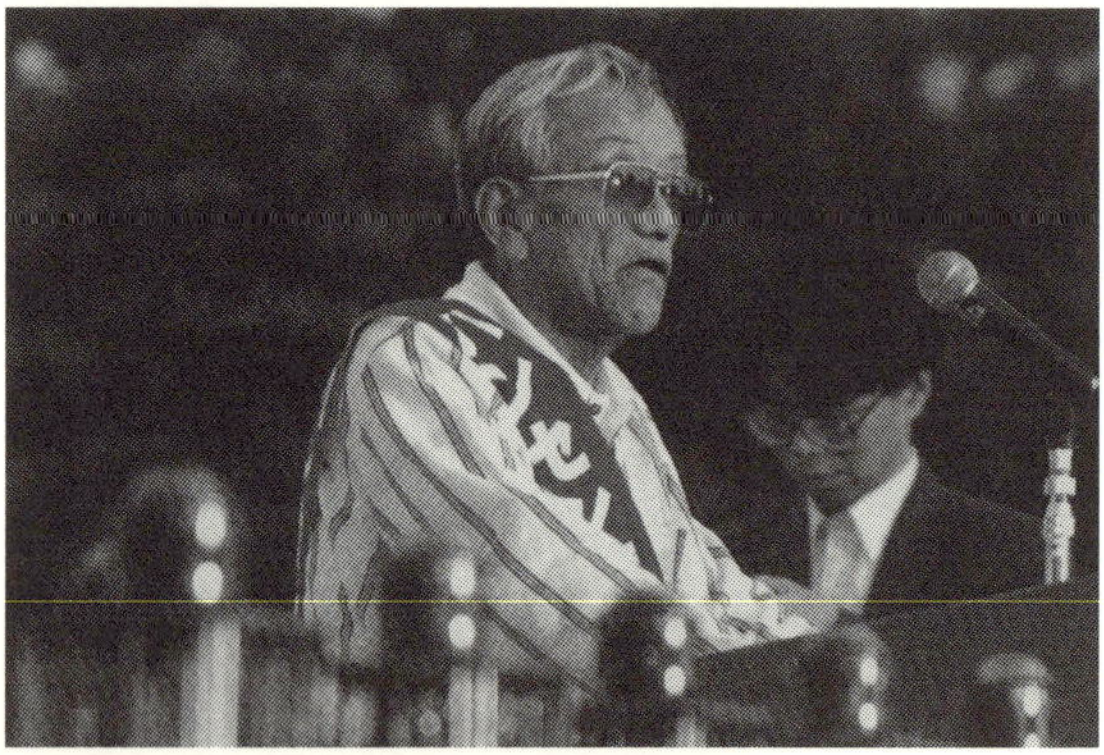

判決前夜集会

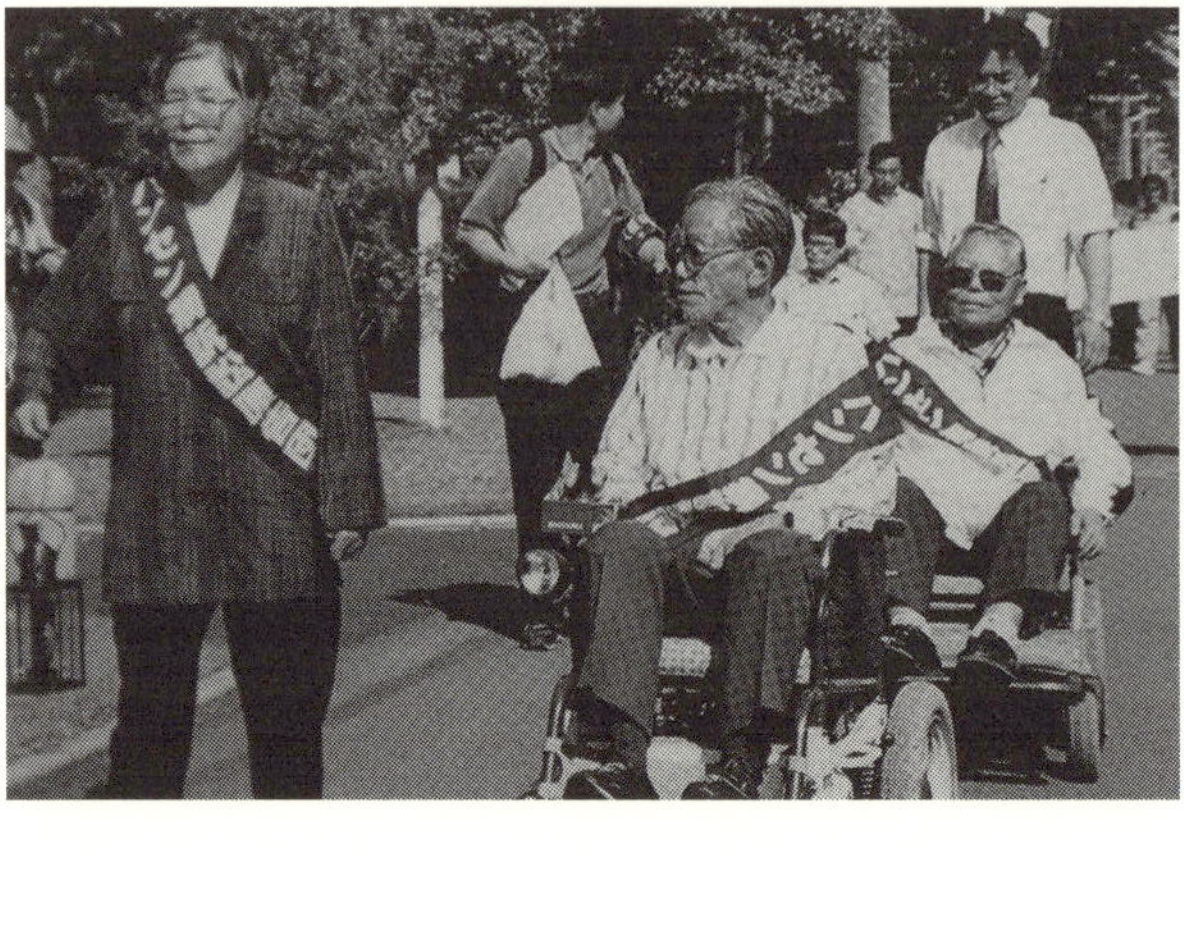

納骨堂前から
判決の法廷へ出発

❖竜田寮事件（黒髪校事件）

親がハンセン病に罹患し収容された結果、子どもだけが残される例がありました。多くは親族や篤志家に引き取られましたが、それも限られており、行き先のない子どもらを収容・保育したのが竜田寮です。

ここにいた子どもらはハンセン病には罹患していません（罹患している子どもらは恵楓園内の少年・少女舎等に収容された）。寮の子どもも次々に就学の時期を迎えます。中学生・高校生は校区内の学校に通えましたが、問題は小学生でした。一九四一（昭和一六）年の寮開設以来、恵楓園の宮崎園長は一〇年以上にわたって地元・黒髪小学校への入学を求め続けました。しかし、市教育委員会が入学を許可したのは一九五四（昭和二九）年からでした。それでも同校ＰＴＡは納得せず、園長は法務局に人権侵害事件として申告しました。ＰＴＡは竜田寮新一年生四人の登校を認めず、校門を閉鎖して休校としました。この状態はしばらく続きましたが、法務省・厚生省・文部省や市教委等の「入学認めるべき」との姿勢や世論が後押しして入学が実現しました。

しかし翌年度の入学をめぐって再度紛糾し、市教委は①新一～三年生の黒髪小学校入学を認める、②四～六年生はこれまでどおり竜田寮内の分教場で授業する、③分教場の生徒が卒業する時期を待って竜田寮を廃止し、在籍児童は各地の施設に分散措置する、といった「解決原案」を出し、関係者の多くはここが限界として受け入れました。一部反対派の強硬部分はこれにも反対し市教委前での座り込みをしましたが、熊本商科大学（現熊本学園大学）の高橋学長が、対象の子どもたちを自宅（官舎）

に引き取り、そこから通学させることを提案しました。竜田寮からの通学ではないこと、黒髪小学校に通学すること、という双方に妥協を求めた提案を双方が受け入れ入学が実現しました。

この解決案にもとづき一九五七（昭和三二）年、竜田寮は廃止されました。

表面的には解決したかに見えましたが子どもたちの人権や学習権、生活権等に配慮した解決であったかどうか、宮崎園長の入学実現への努力の一方、隔離主義、患者管理主義が露呈した一面、関係教職員のとった態度が教育を守るべきものとなったのかどうか等々、あとあとまで問題を残した事件でした。

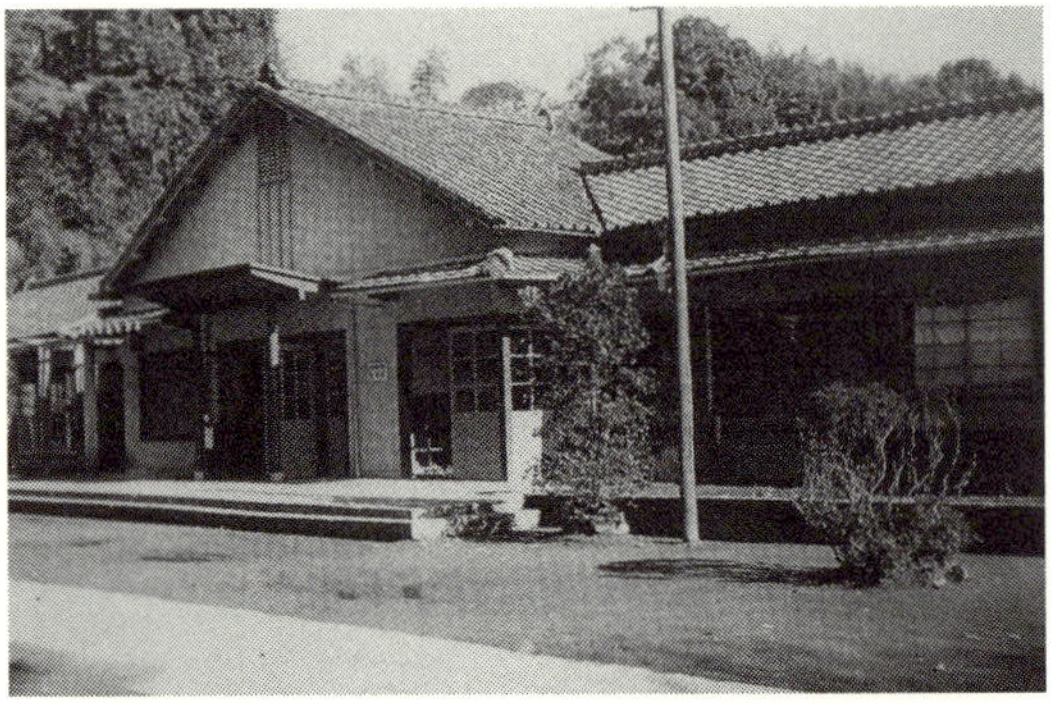

竜田寮の玄関

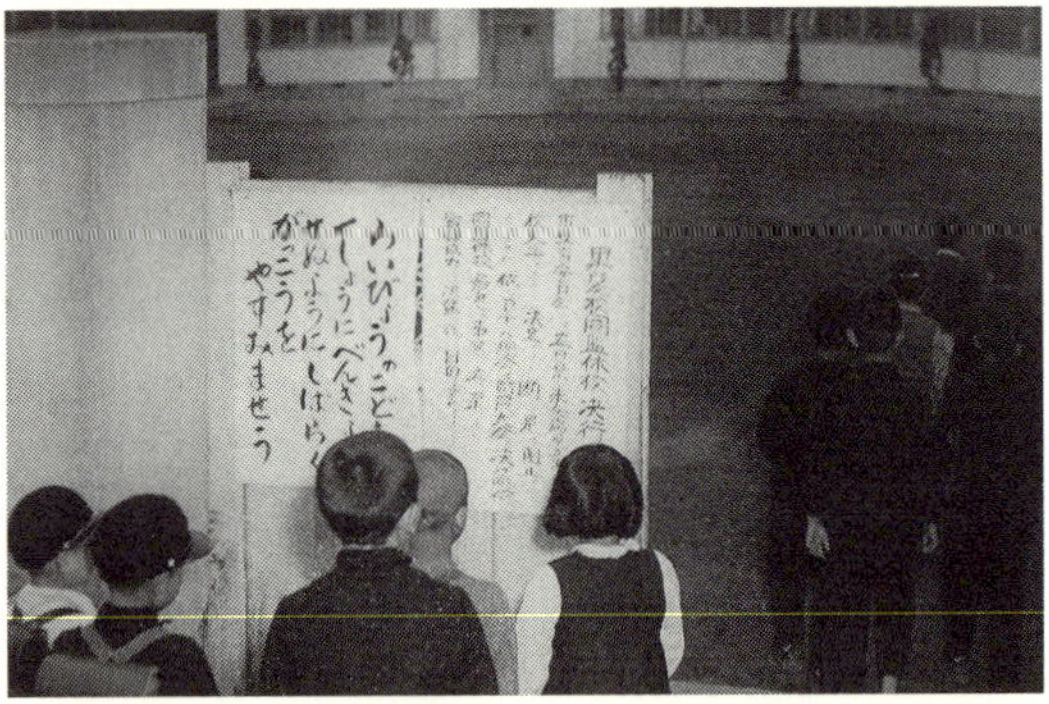

休校を知らせるはり紙

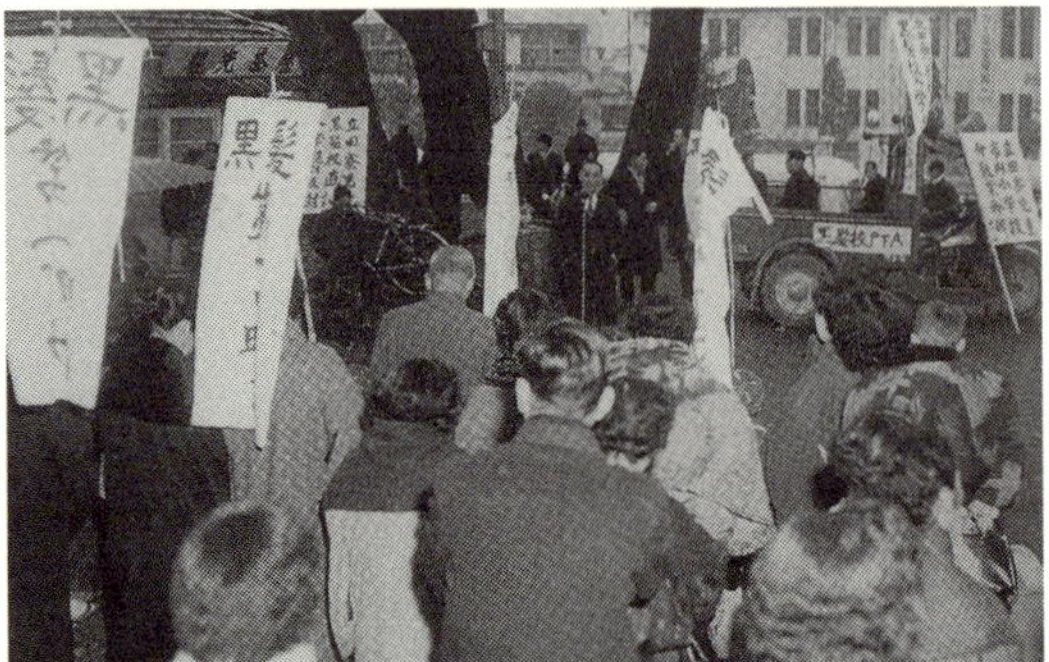

入学反対派の集会

❖本妙寺事件

本妙寺集落は、江戸時代の終わりから明治にかけてハンセン病患者が本妙寺参道に並び、物乞いをして生活するために集まったのが最初とされますが、日露戦争後に陸軍の馬小屋が払い下げになり、長屋になったころから多くのハンセン病患者やその家族が自由に暮らせることにより多く集まることとなりました。

本妙寺集落の一掃は、熊本市の方面委員（現在の民生委員）十時英三郎が集落を調査し、浄化計画私案を発表したことに端を発し、一九四〇（昭和一五）年七月九日、山田熊本県警察本部長が、本妙寺集落の一斉検挙を断行、警察・九州療養所職員・県職員二〇〇名余りで寝込みの本妙寺集落を一斉に強襲して検挙を行い、つぎつぎにトラックで九州療養所の県警留置場や監禁室に収容しました。強制収容は三日間行われ、合計一五七名（未感染児童二八名を含む）もの人々を連行しました。この強制収容が「本妙寺事件」と呼ばれていますが、この当時の「らい予防法」（旧法）によると強制収容できるのは放浪患者であり、国家が犯した違法行為との指摘があります。

この強制収容には、当時本妙寺集落で活動をしていた相愛更生会の活動を制限することも目的になっていたようですが、中村理登治会長や中條英一が目指したのは患者の自立した自由な共同体の実現であり、犯罪集団ではありませんでした。しかし、強制収容された患者の大半は、栗生楽泉園など他の療養所に送られ、栗生楽泉園に送られた収容者の中で男性は重監房に入れられることとなりました。また、この相愛更生会に協力をしていたキリスト教系ハンセン病慈善団体「九州救らい協会」のメンバーであった潮谷総一郎、江藤安純氏などは、その活動が結果的に強制収容に利用されてしまうこととなりました。

　本妙寺事件は、近づいていた戦争への準備であり、国が通知、推進した無らい県運動（絶対隔離政策）の一環であったと考えられています。

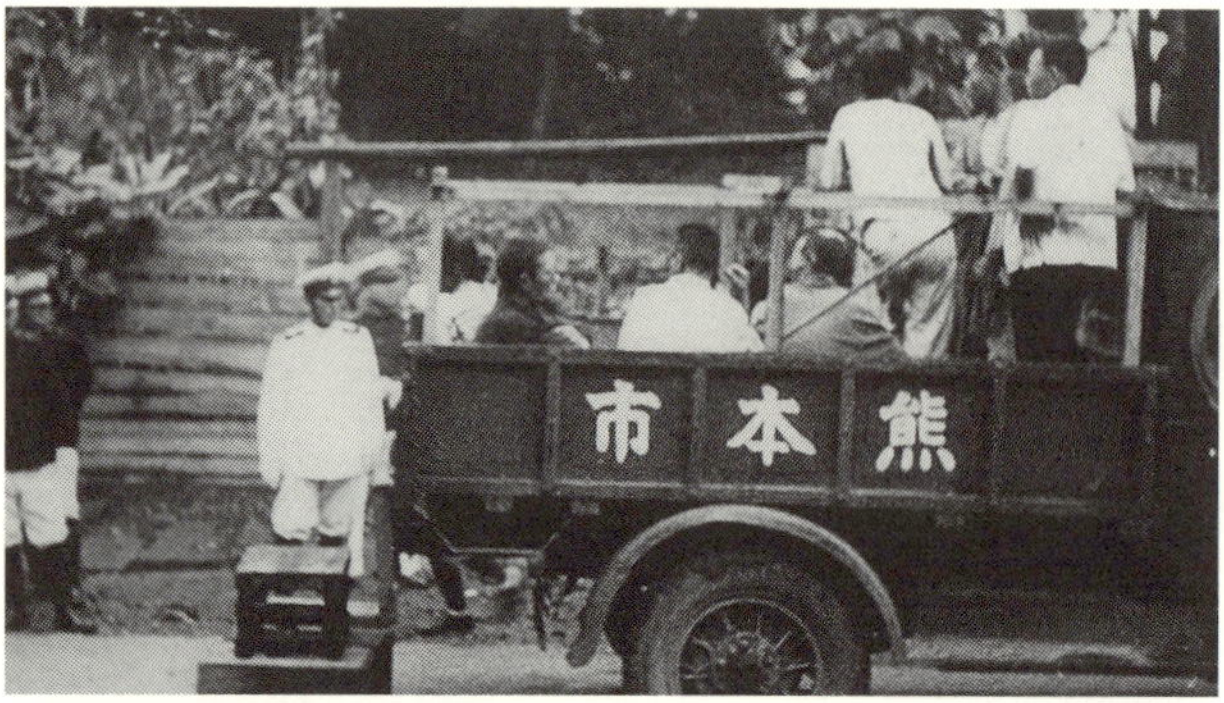

トラックで運ばれる患者

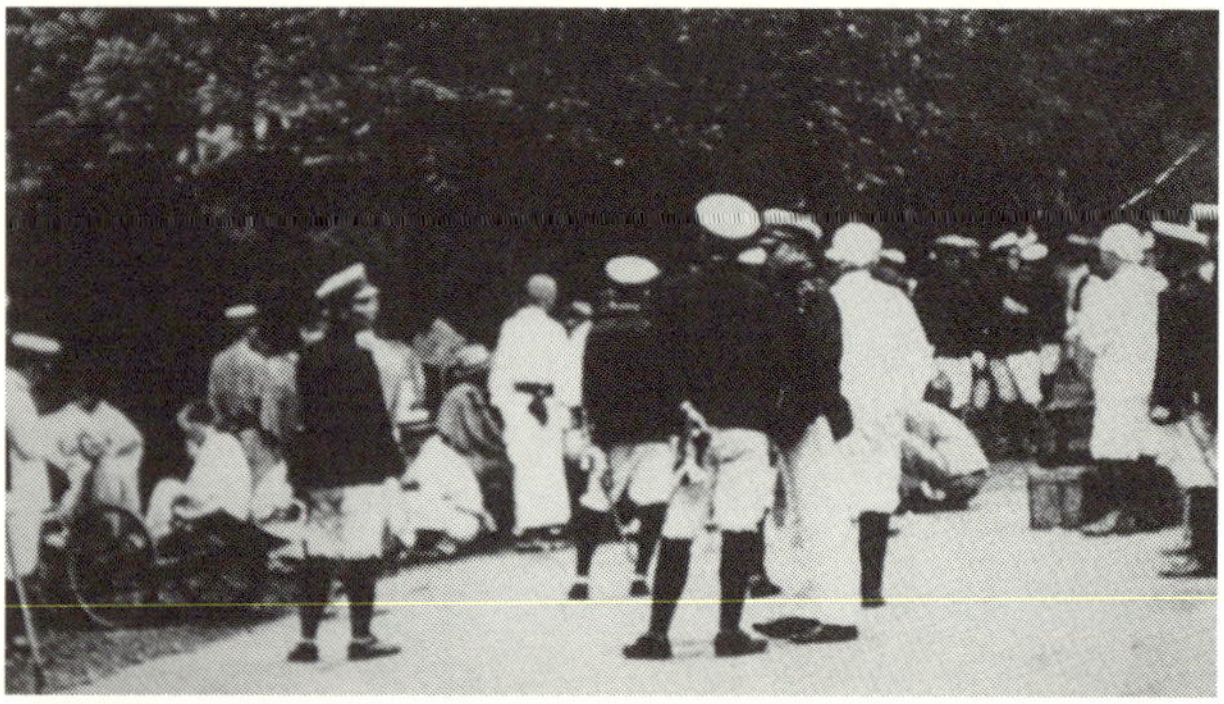
3日間警官隊に囲まれた

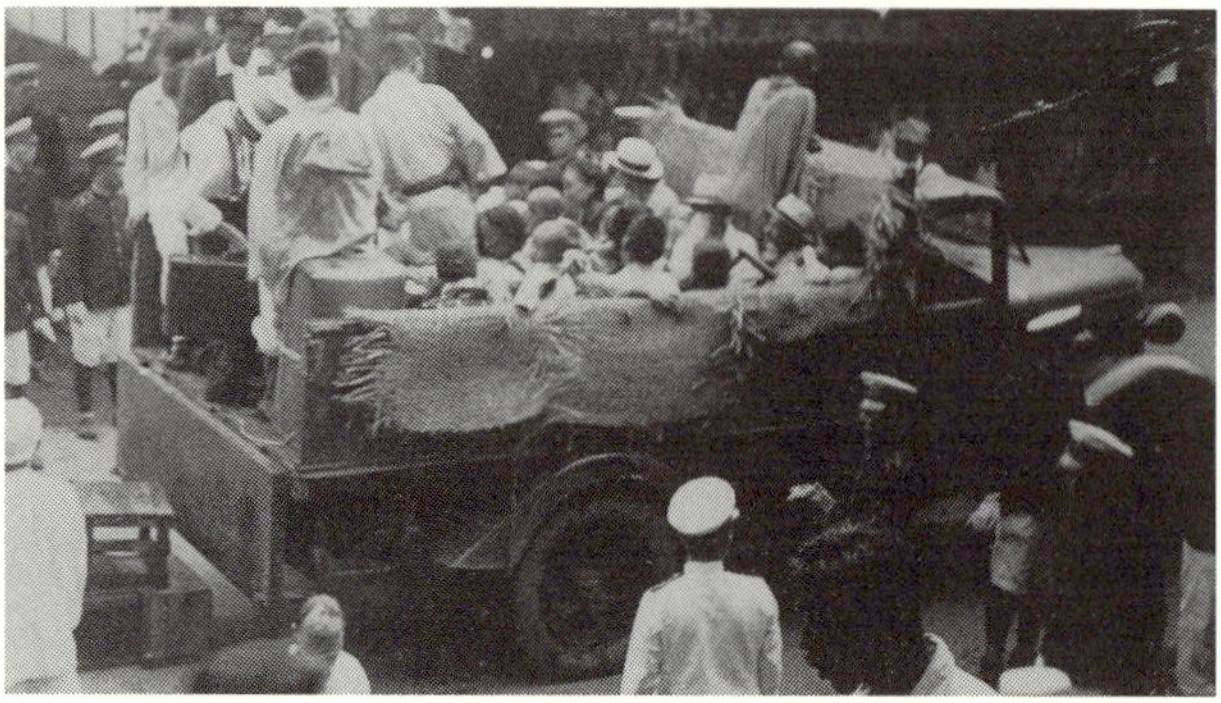
運ばれる患者

❖宿泊拒否事件

二〇〇三（平成一五）年秋、熊本県の有名な温泉・黒川温泉にあったアイレディース宮殿黒川温泉ホテルは、県の「ふるさと訪問事業」に参加する恵楓園入所者の宿泊を「他の宿泊客に迷惑がかかる」として拒否しました。

同ホテルを経営するアイスター社は、入所者自治会に「謝罪」するとし、「宿泊拒否は当然の経営判断で、宿泊者が恵楓園入所者であることを事前に知らせなかった県に責任がある」と主張しました。同社が、自らの主張を掲げたまま自治会に「謝罪」するというわかりにくい行動をとり、報道機関では「謝罪拒否」という言葉が独り歩きしました。ところが、その後「同社が謝罪しているのにそれを入所者が受け入れないのは不当」とする抗議が入所者に殺到しました。その抗議には、ハンセン病患者・療養所入所者にたいする偏見・差別の露骨な表現が多く、あるいは自らの差別意識に気づかないまま「世間を騒がせずおとなしく暮らせ」とする深刻な差別意識も見られました。同社が、ホテル廃業の意思を表明するとさらに入所者への誹謗・中傷が寄せられました。入所者のわがままが廃業や解雇を引き起こした、という見当違いの非難でした。

このことは世間ではまだまだハンセン病への偏見が根強いことを浮き彫りにしました。啓発運動の新たな構築を求める契機にもなりました。

もっとも逆に、励ましの手紙等も寄せられました。その多くはこれまで入所者といろいろな機会に接したことのある小・中・高生が多かったことは、重苦しい気分の入所者には心安らぐものでした。

アイスター社は、同ホテルを廃業し、従業員を解雇しました。そのため労働争議にもなりました。「ふるさと訪問事業」を主催した熊本県は、「人権侵害であり不当な宿泊拒否であり旅館業法違反」として営業停止三日の行政処分をしました。熊本地方検察庁も、同法違反で同社および前社長ら三人を略式起訴しました。

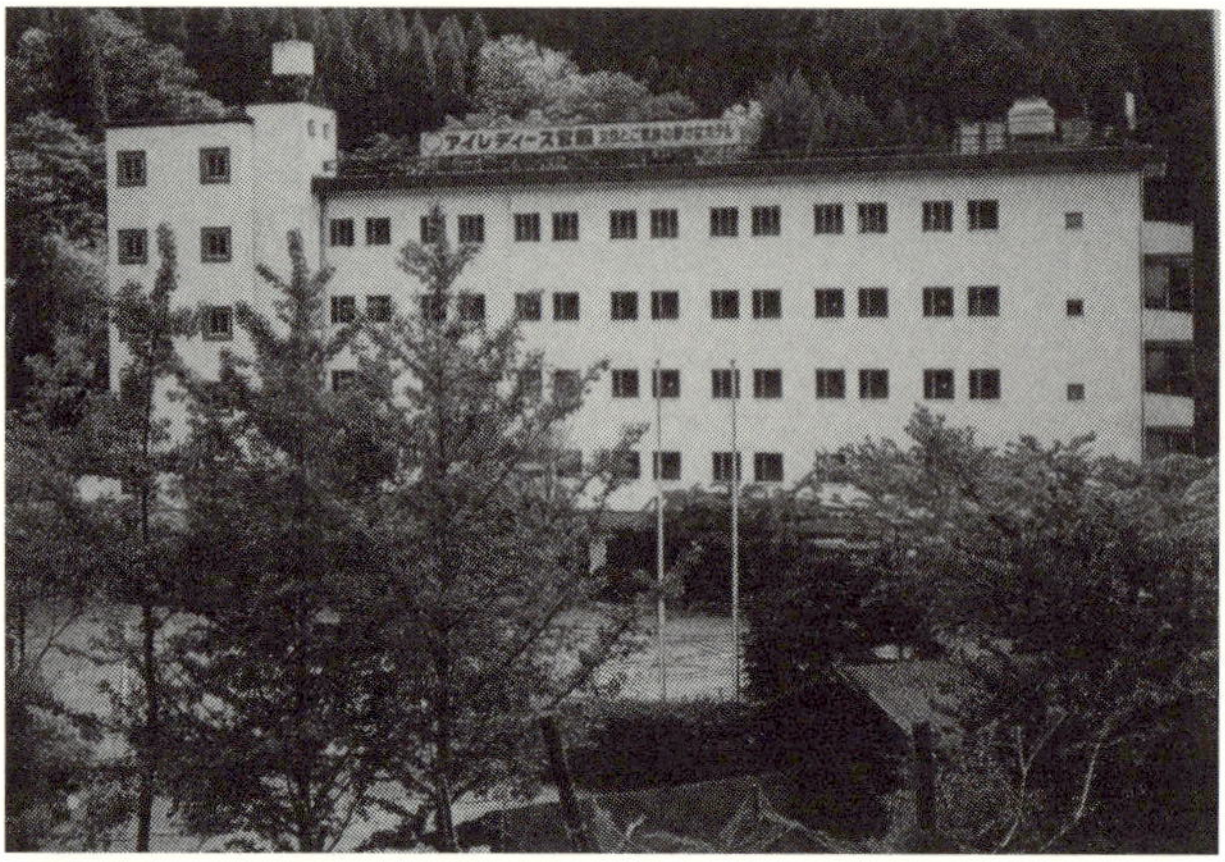

問題となったホテル（今はない）

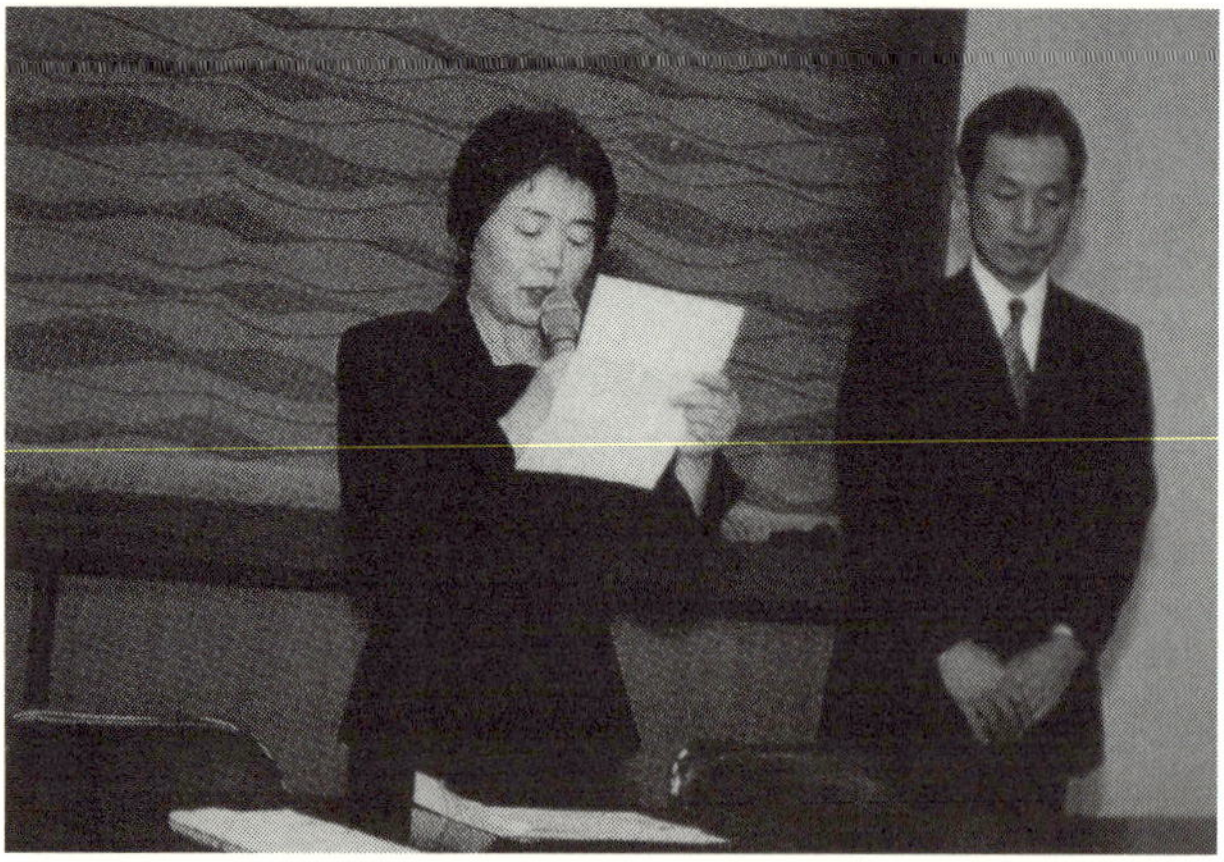
見解を述べる支配人

❖菊池事件（F事件）

一九五一（昭和二六）年八月一日に起きたダイナマイト事件と、一九五二（昭和二七）年七月六日の殺人事件の二つの事件をあわせて、「菊池事件」と呼称しています。なお、この事件の加害者と被害者は姓が同じであるために、加害者名をFと記述し被害者名をHと以下記述します。

熊本県水源村（現菊池市）の農村地帯で、ダイナマイト爆発事件が発生しました。村役場衛生課員であったH（当時五〇歳）の家に、竹の先にくくりつけたダイナマイトが投げ込まれ、H親子が軽傷を負いました。警察は、犯人として近在に住む男性F（当時二五歳）を逮捕しました。HがFに対して、ハンセン病に罹患している疑いがあるため菊池恵楓園に診察に行くよう勧めたことがあり、それを逆恨みしての凶行と見込んだのです。しかし、Fは熊本大学や福岡の大学病院で診察を受け、いずれもハンセン病ではないとの診断で、Hらを含め酒宴をともにしたと母親は証言していました。

ところが熊本県は、Fに対し菊池恵楓園に入所の勧告を行います。この勧告をHの通報によるものと思ったFの、恨みによる犯行に違いないとみなされ、Fは逮捕され菊池恵楓園内にあった留置場に拘留されました。

裁判は特別出張法廷で開かれ、一九五二（昭和二七）年六月九日、熊本地方裁判所はFに対して殺人未遂と火薬類取締法違反で、懲役一〇年の有罪判決を下しました。Fは控訴、上告しましたが、一九五三（昭和二八）年九月一五日、最高裁判所は上告を棄却し刑が確定しました。

裁判の疑問点として、使用されたのは昭和一七年製の軍用ダイナマイトで導火線は特殊なアルミが使用されており、使い方に精通した者の犯行であるとみられること、またダイナマイトの出所も明らかにされていないこと、昭和一七年製のダイナマイトが爆発するものか、という意見もあります。

一九五二（昭和二七）年六月九日のダイナマイト事件一審判決後、六月一六日にＦは恵楓園内の拘置所を脱走します。脱走後の七月六日、Ｈが全身二〇数カ所の刺傷を負い惨殺されているのを、登校途中の学童が発見しました。警察は、Ｆの再度の恨みによる犯行として山狩りを行い、七月一二日、農作業小屋にいるところを発見。逃走するＦに警官は拳銃を発砲、一発が右肘を貫通し逮捕されました。

Ｆは、逃走罪及び殺人罪で起訴され、菊池恵楓園に隣接して建設された菊池医療刑務支所内の特設法廷で、出張裁判が行われました。裁判は公開で開かれるという原則が事実上無視され、証拠書類等も火箸ではさんで提出され、鑑定に使用された凶器も全く血液が付着していないなど、数々の疑問が提示されています。

検察官の提出したＦ署名の調書なるものは、右手肘を貫通し治療を受けている間に取られたものでした。署名をするようにと言われ、「鉛筆が握れないので書けません」とＦが言うと、押印をしろと強要されました。「肘が痛くて押印できない」と言ったら、痛い親指に朱肉が塗られ調書の用紙が押し当てられたといいます。内容は確認しないままの捺印でした。

一九五三（昭和二八）年八月二九日、熊本地裁はＦに死刑を宣告しました。Ｆは控訴・上告しましたが、一九五七（昭和三二）年八月二三日、最高裁は上告を棄却し、判決が確定。再審が申し立てられたものの、一九六二（昭和三七）年九月一四日、Ｆは福岡刑務所に移送され、処刑されました。

処刑当夜、恵楓園において弔鐘を鳴らし、職員・患者一同黙祷を行い、自治会役員はじめ有志により通夜が執り行われました。

　遺体の受け取りに行った入所者の入江氏が、福岡刑務所教育部長から聞いたことによると、部長は「部屋が小さく外へ出て話す」とFに言って外で話しました。教育部長から「いよいよお別れだよ」と言われたFはその意味が分からず、「どこかへ先生は転勤ですか」と問い返したといいます。昼食は「欲しくない」と言ってとりませんでした。遺書は教育部長に書かせ拇印を押した、との報告がなされています。最近、再び再審申立ての気運が少しずつ大きくなっています。

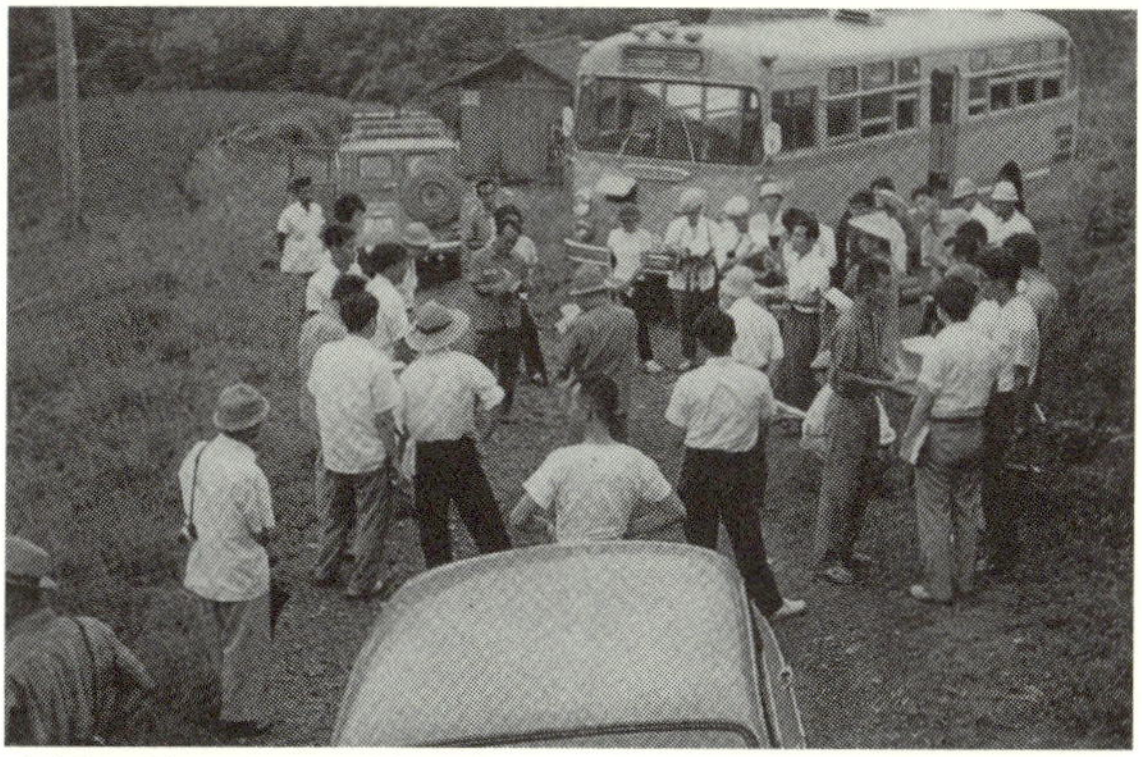

支援団体による現地調査

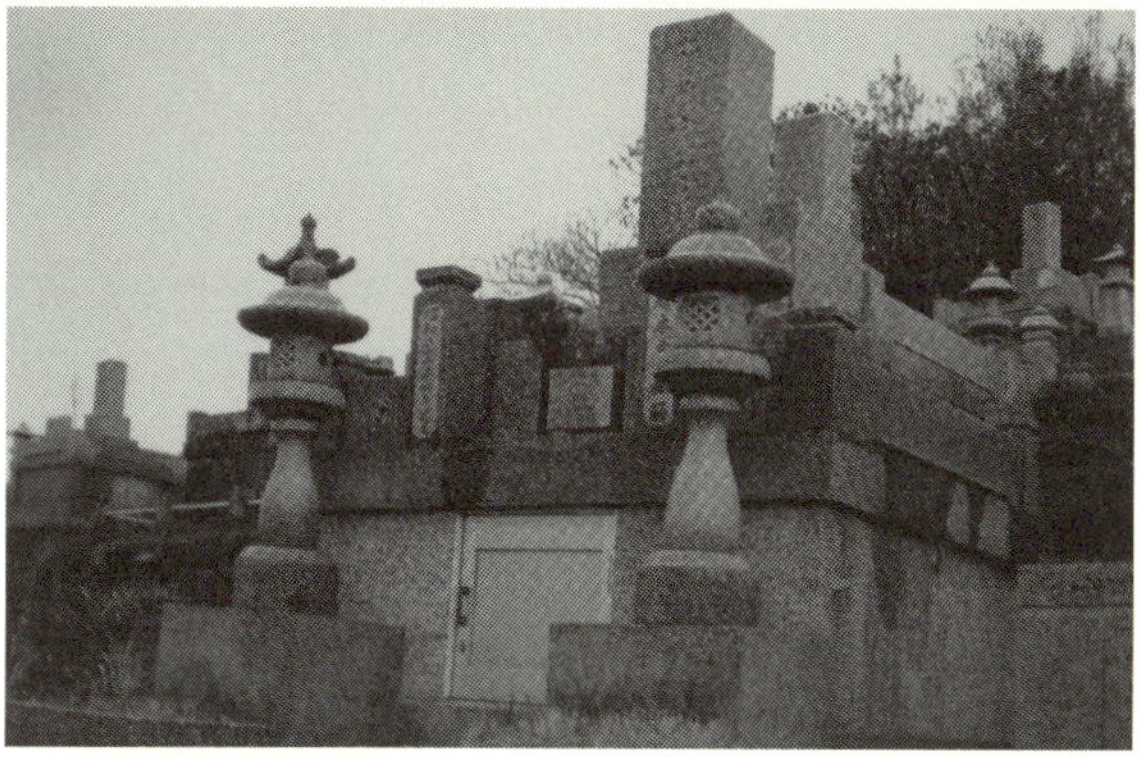

郷土にあるＦの墓

1952	入所者数 1500 人突破、医官・看護婦の長くつ履き廃止、全国国立療養所ハンセン氏病患者協議会（全患協）結成
1953	菊池医療刑務支所開所（定数 75)、らい予防法闘争、法律第 214 号「らい予防法」公布、竜田寮（黒髪校）事件、500 床拡張工事
1955	竜田寮（黒髪校）事件終結、邑久高校新良田教室開設
1956	ローマ宣言（らい患者の保護および社会復帰に関する国際会議）
1958	入所者数 1734 人（最大数）記録
1959	病棟看護の患者作業廃止、入所患者に身障手帳・国民年金（福祉年金）適用
1960	教師・営繕・洗濯の患者作業廃止、園内火葬場廃止
1961	遺体搬送の患者作業廃止、菊池事件被告死刑執行
1964	少年・少女寮世話係手伝夫、病棟買物係、咽喉洗浄、ＤＤＴ散布の患者作業廃止
1971	理髪・パーマの患者作業廃止
1976	残運夫、土工夫、園丁夫、放送部、高齢者世話係の患者作業廃止
1977	放送部、アイロン掛け、入退院運転手助手、浴場夫等の患者作業を廃止
1981	補修部、灯油運搬、義足修理の患者作業廃止
1983	盲人会世話係、ミシン部、面会所係等患者作業廃止、やすらぎの碑完成
1995	自治会購買部営業停止・ニコニコ堂に営業委託
1996	らい予防法廃止（廃止法施行)、菅厚生大臣見直しの遅れを詫びる
1998	ハンセン病国賠訴訟提訴（熊本地裁、99 年に東京地裁及び岡山地裁）
2000	事務所助手、グランド係、公園係等患者作業廃止
2001	ハンセン病国賠訴訟判決勝訴（熊本地裁 1 陣～ 4 陣 127 人)、厚労省・統一交渉団が確認事項調印
2002	遺族・非入所者が国と基本合意調印、ハンセン病問題に関する検証会議発足
2003	温泉ホテル宿泊拒否事件
2005	ハンセン病市民学会発足
2008	ハンセン病基本法成立、菊池恵楓園の将来を考える会発足、合志市民アンケート調査
2009	ハンセン病基本法施行、菊池恵楓園将来構想検討委員会発足、恵楓園ボランティアガイド発足

略　年　表

1873	ハンセン、らい菌を発見
1889	テスト・ウィ・ド神父、神山復生病院設立（御殿場）
1895	ハンナ・リデル、回春病院設立（黒髪村＝現熊本市）
1897	第１回国際癩会議（ベルリン）
1898	コール神父、琵琶崎待労院設立（熊本市）
1907	法律第 11 号「癩予防ニ関スル件」公布　強制隔離の開始
1909	第５区九州癩療養所開所（九州各県連合立、現恵楓園所在地、定数 150 人）第２回国際癩会議（ノルウエー）
1917	監禁室設置（１棟）
1923	第３回国際癩会議（フランス）
1925	第１期拡張工事竣工
1926	患者自治会発足
1929	北側と西側にコンクリート塀構築
1931	法律第 58 号「癩予防法」公布、国立療養所患者懲戒検束規定認可公布、檜小学校設立 無らい県運動
1937	入所者数 1000 人を突破
1938	県警の所内留置所設置、栗生楽泉園に「重監房」設置
1940	本妙寺事件
1941	九州療養所が国立移管し「菊池恵楓園」へ、回春病院閉鎖（患者は恵楓園へ）恵楓神社建立
1942	回春病院跡地に竜田寮開設
1943	看護婦養成所開校、フェジェーがプロミンの治らい効果を発表（カービルの奇跡）
1945	入所患者に選挙権付与
1946	東大薬学部でプロミンの合成に成功、国立癩療養所が国立療養所に名称変更
1948	優生保護法にライ条項（優生手術公認へ）、プロミン使用開始、生活擁護同盟へ加盟
1949	プロミン予算獲得運動、5000 万円予算化、園内学校が公立小中学校の分校へ
1950	職員による調理給食開始、全国癩療養所患者協議会結成
1951	1000 床拡張、夫婦寮開設、少年・少女寮新設、全国癩患者協議会結成 菊池事件、３園長証言

菊池恵楓園の将来を考える会
〒861-1113
熊本県合志市栄3796
国立療養所菊池恵楓園入所者自治会　気付
TEL・FAX　096-248-5342

執筆　北岡秀郎（ライター）
　　　志村　康（入所者自治会）
　　　杉野芳武（入所者自治会）

撮影　大畑靖夫（写真家）
　　　北岡秀郎（ライター）

協力　合志市役所

ガイドブック　菊池恵楓園

2009年9月26日　初版第1刷発行
2021年8月20日　初版第4刷発行

著者――――菊池恵楓園の将来を考える会
監修――――国立療養所菊池恵楓園入所者自治会
発行者 ―――平田　勝
発行――――花伝社
発売――――共栄書房
〒101-0065　東京都千代田区西神田2-5-11 出版輸送ビル2F
電話　03-3263-3813
FAX　03-3239-8272
E-mail　info@kadensha.net
URL　http://www.kadensha.net
組版――――編集工房インデックス
振替――――00140-6-59661
装幀――――佐々木正見
印刷・製本――中央精版印刷株式会社

ISBN978-4-7634-0556-2　C0036